JN109515

How to be a good doctor:
Medical interviews made with Simulated patients

寺沢秀一
Hidekazu Terasawa

林 寛之
Hiroyuki Hayashi

氏家靖浩
Yasuhiro Ujiie

編

模擬患者
とつくる
医療面接

話せる医療スタッフ
をめざして

ナカニシヤ出版

拝啓、医学生の皆様
―まえがきに代えて―

　どうですか？　勉強、はかどっていますか？　皆さんは知識も技術も、膨大な量を習得しなければならないわけですから、暗闇の中にあっても蛍の光や雪明りのもとで、どんどん勉強してください。

　さて、病気とその治療法について勉強を進め研究にもどんどん邁進していただきたいのですが、実は忘れてもらっては困ることがあります。そう、皆さんが臨床医として仕事をするのであれば、皆さんは患者さんとそのご家族と真摯に向き合わなければならないということです（同僚とも、ですが）。そもそも病気や怪我の痛みに苦しむ人々を救うために医者になろうと決意して、難関の医学部に入られたのですよね。

　いや自分は臨床医ではなく研究者として身を立てたいと思うのならばそれでもよいのですが、こっそり申し上げま

すが、そっちの方はもっと面倒な人づきあいが待っている
かもしれませんよ。

　でも、ご安心ください。医学部の教育課程には、生身の
人間と向き合う時間が、ささやかにではありますがしっか
りと用意されています。

　本書は、医学部の学生生活のなかでも数少ない、ほんと
うに生々しい、普通の人々と出会う機会である、医療面接
の手引きです。模擬患者（SP：Simulated Patient）と出
会う際の心の準備をまとめたものです。医療面接という
セッティングで、皆さんの先輩にあたる医学生に数多く接
してきた経験豊富な模擬患者さんから、医学生のあなたに
伝えておきたい本音を集めました。本書には、模擬患者と
出会う際はもちろん、将来、本物の患者さんやご家族に出
会う際にも、皆さんの言葉やふるまいが不快なものになら
ないようにするためのヒントが散りばめられています。

　「……がん患者も健康な人と同じように、いやそれ以上
に、人間関係で深く思い悩んでいるのです……」（『がん哲
学外来へようこそ』、樋野興夫、新潮社、2016年、51ページ）とい
う言葉があります。私たちは、この言葉の重みをしっかり
と受けとめたいと思いませんか。

　ちょっと思い出してみてください。あなたも医学生とい
うだけで、「頭がいいんでしょ」とか、「家がお金持ちなん

でしょ」とか、「人の心がわからないな」などと相手から一方的に決めつけられて、「自分はそんな人間じゃない」とイライラした日もあったのではないかと思います。そして、そんなあなたを、まるごと受けとめてくれた人も、これまでに少なくとも一人くらいはいたのではないかと思います。受けとめられて、「助かった」、「ホッとした」と思った日もあったはずです。

　でも、医学生は、必要以上に聖人君子になり、オトナになる必要もありません。模擬患者としてあなたの前に現れた人に対して、その人もあなたと同じように悩める人であることに気づいて、あなたなりに誠実に言葉を選び、いつもよりもほんの少し多めに心をこめたふるまいをしたらいいのです。

　本書には、その際の心得を詰め込みました。気楽に、しかし、心してお読みください。

氏家靖浩

目　　次

＊本文中の写真は全て氏家靖浩撮影

1部 医療面接に飛び込む人へ

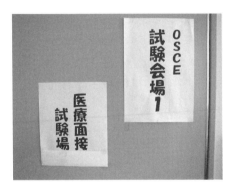

医療面接に飛び込む人へ

　さあ、医療面接に臨みましょう。少しは心配もありますか。模擬患者がとても厳しく怖い人だったら、どうしよう？とか。

　大丈夫ですよ。模擬患者は君たちを取って食ったりはしませんから。自然体で臨んで下さい。

　いや、その自然体が難しいんですよね。では、そのヒントを教えましょう。

❶ コミュニケーションの 目指すもの

1. 医学生の君たちへ
―君は患者さんのハートを鷲掴みにできる

「名医より良医になりたい」と多くの心ある医師はそう思っています。目の前の患者さんの幸せを願い、目の前の患者さんから「ありがとう」と言われることこそが最大の医師の報酬です。こんな誇り高い職業に就ける君たちに要求される責任はかなり大きい。テレビの世界では格好良くて、大逆転のような奇跡が毎回起こり、周囲は美男美女に囲まれて……なんてことは現実世界にはないのですが、実は地に足つけたさまざまな背景を持つ患者さんとの臨床ほど興味深いものはないのです。

大学受験で必死に勉強した君たちの努力は素晴らしい。

膨大な医学知識を詰め込むには、まじめな資質は必須です。一方、患者さんは、6年間も試験に追われて医学の勉強をしている君たちとは違います。大学の授業で使うような難解な医学用語は患者さんにとってみれば異国の言葉にしか聞こえません。コミュニケーションをするうえでまず基礎知識の土台が違うことを認識する必要があります。いくら試験の成績が良くても、患者さんに届かない声（用語、態度、言い回し、表情）のままでは、そこにはいつまでたっても良いコミュニケーションは成立しないのです。

　医療の場では、診断・治療に結びつかないとコミュニケーションは意味がありません。「愛想のいいヤブ医者」ではダメなのです。そもそも愛想の悪い医者は、患者さん

医師のコミュニケーション能力		患者の反応
ダメな医者は話を遮る	聞かない	「医者ってとっつきにくいなぁ」
いい医者は傾聴できる	聴く	「十分話ができた……けど」……（もしかしたら愛想のいいヤブ？）
もっといい医者は傾聴しつつ、鑑別診断を挙げながらいい質問ができる	訊く	「いろいろ聞いてくれて診断を付けてくれた。治った」……引き出す力
さらにいい医者は，患者がその気になって話し始める	会話が心に効く	「心を開いて話す医者と巡り合えた」

から十分な病歴をとれず、カンファランスでは優秀でも、実臨床では役に立たないので論外です。検査の絨毯爆撃はできても、検査に引っかからない疾患は「だるまさん」で、すぐ「私の専門ではない」となります。傾聴するのは大事ですが、必ず鑑別診断を考えながら効果的な質問（患者さんから引き出す）ができるようになりましょう。

　患者さんの心を鷲掴みにするには（ホントはソフトに心に触れる必要があるのですが）、患者さんが心の内を引き出してほしいと思わないといけません。つまり疾患に興味を持つだけではなく、人間に興味を持って会話をするのです。すべての患者さんに"Love & Respect"を常に持ち続けてください。患者さんが思いもつかないところに疾患のヒントが隠れていることもあります。生活背景や職業、家族関係などがその人となりや疾患を形作ることがあるのです。患者さんそれぞれの背景が違うのですから、こちらのコミュニケーションも患者さんに合わせて変化させるのです。そして「このお医者さんに会えてよかった」と思ってもらうようにコミュニケーションをすれば、君たちはきっと良医になれるでしょう。

2. 模擬患者（SP）さんへ

―引っ込み思案なひよこを大化けさせるチャンス

　いつも医学教育にご協力いただき心より感謝いたします。学校の成績は良かったから医学部へ入った学生を見て、さぞがっかりすることも多くあったでしょう。もともとガリ勉たちの集まりですから、人生の酸いも甘いもこれからまだまだ学んでいく若者です。私も教鞭をとっているなかで、「こんなに態度の固い学生が医師になっていいのか」と思うようなこともままありますが、仕事が人をつくるとでもいいますか、仕事に就いて数年経つとそれなりに医者らしくなっていくから不思議です。

　基本的にいいものを持った金の卵たちと思いますが、いかんせん世間に揉まれたこともなく、医学的に正しいことを伝えれば合格だと勘違いしている側面と、いいロールモデルがすぐそばにいないという環境の側の事情が、彼ら彼女らの成長を妨げているのでしょう。

　患者さんは、病気さえ治ればいいというわけではなく、①「安全・安心」、②「満足」、③「納得」を求めています。医者から難解な言葉で勝手に話をまとめて「説得」されても、「納得」していない限り良好な医師患者関係は生まれません。「満足」ひとつとっても、患者の求めるものは

個々人で違って当然なのです。短時間の訓練では確かに難しいことではありますが、さまざまなSPさんと接触するのは学生にとって大変貴重な勉強の機会であり、ただの卵が大化けするチャンスでもあります。積極的に患者目線からのアドバイスをしていただけると幸いです。医学的に正しいことを話す必要はありません。是非SPさんの社会経験・人生経験から、患者さんとして主観的に何を期待するかを、遠慮なくしっかり医学生に伝えることが重要だと思います。学生の間はまだ「先生、先生」とチヤホヤされていないので、素直にいい具合に伸びていきますが、医者になってしまうと、急に偉くなったと勘違いして、変なプラ

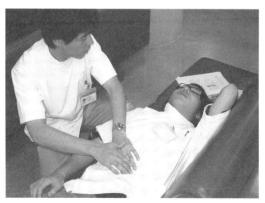

OSCE（オスキー）と呼ばれる医学生が身に付けるべき診療技能の評価の中に、模擬患者と向き合う医療面接がありますが、一方ではしっかりと検査や治療の手技を身に付けておく必要もあります。練習あるのみです。

イドが芽生えてしまって修正が難しいものです。

　ゆとり教育から生まれた医学生は、「チャレンジ」や「人前で恥をかくこと」を嫌い、様子を見てから完ぺきにこなすことが上手な世代になっていると思います。やる気がないわけではなく、かなり慎重派が多いこともご理解くださるといいと思います。「ダメダメ」とスパルタで教えるのではなく、「褒めて」育てると「豚もおだてりゃ木に上る」みたいに伸びていきます。「いい点を褒め」→「改善点をアドバイスし」→「医師としての期待を伝える」という具合でいかがでしょう。この機会に金の卵と仲良くなって、将来病院にかかったときの頼れる人脈づくりにもいいかもしれませんね（笑）。

　　　　　　　　　　　　　　　林　寛之

❷

医学生と模擬患者

1. 医学生さんへ

　すぐ身近に大学病院がありながら、皆さんが大学の附属病院に登場するのは4年生になってから、突然 OSCE（Objective Structured Clinical Examination：オスキー）という実技試験が迫ってくるときです。こんな突然の実技試験は皆さんに大きなストレスだと思いますが、私はカリキュラムが良くないと思っています。つまり1年生の時から少しずつ大学の附属病院に出て、いろいろな実習をカリキュラムに入れていけば、「OSCE なんか怖くない」4年生が迎えられると思うのです。

　しかし、いつかカリキュラムがそのように変化するまでは、医学生さんたちは自分たちで自分たちのコミュニケー

ションスキルを自己研鑽していくしかありません。OSCE
に対するストレスをできるだけ少なくするために重要なこ
とは、接客態度を学ぶことかもしれません。そこで、接客
が主体のアルバイトをすることをお勧めします。家庭教師
はいけません。最初から「先生」と呼ばれるからです。接
客が主体のアルバイトでいろいろな人間に接し、どういう
人がどういう時に喜び、どういう人がどういう時に怒るか
のパターンをたくさん知ることです。

　いきなり診療現場に出て患者さんやそのご家族と接する
のは大きなストレスを感じることでしょう。そのために
OSCE があり、模擬患者さんが協力してくださいます。別
の仕事をもちながら皆さんの実技向上のために協力してく
ださる模擬患者さんたちに感謝の気持ちを忘れずに臨んで
ください。

　OSCE が行われるようになる前は、外来診療に来る医
学生さんたちはまったく医療面接ができませんでしたが、
OSCE が行われるようになってからは、外来での初診の
患者さんへの医療面接は格段に進歩しています。どうか
OSCE を頑張ってください。必ず大きなものが得られます。

2.　模擬患者に望むこと

　自殺者が一時期 3 万人を超えるような国になってしまった理由は、経済的な業績を追求し過ぎるあまり、後輩の教育姿勢の重要性が、さまざまな仕事の場面で軽んじられるようになってしまったことにあると思います。私の周りで幸せそうに働いている人たちは皆、自己研鑽に勝るとも劣らないくらい後輩の教育姿勢を大事にしています。言い方を変えると、人間が自分のことだけを考えると幸せに生きられず、自分の周りの人たちに喜んでもらえるような生き方をすると幸せな人生が送れるのです。

　後輩の教育姿勢で大事なことは、自分が後輩たちの年齢の時期に受けたような教育を、今の後輩たちに繰り返してはいけないということを認識することです。彼らは我々とは違った 10 代、20 代を生きてきているのです。我々が 10 代、20 代に受けた教育は彼らには通じないと認識すべきなのです。言い方を変えると、教育という営為には、その人のこれまでの人生を理解し、今とこれからのその人の人生に寄り添えるか否かということが問われているのだと思います。

　模擬患者をされる方々は、まず模擬患者として医学生、若手医師の教育に参画しようと思われた時点で幸せな人生を得る第一歩を踏み出せていると思います。そうです、後

輩の教育に関わろうとすることが、その人が幸せに生きる
ための第一歩を踏み出せているのです。さらに、自分たち
の職業とは違った医療領域の人の教育に参画するというこ
とは、もう一歩先に進んでいると言えます。胸を張って模
擬患者をしてください。

　私は「教育に見返りを求めると、見返りは得られず、見
返りを求めない教育ができると、結果的に大きな見返りが
ある」と信じています。見返りを求めずに後輩の教育がで
きる人は、後輩の教育で最も進歩するのが自分だとわかっ

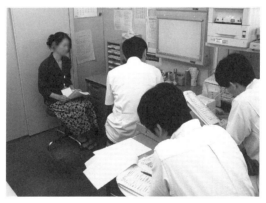

医学生によっては「同世代の同性」とは気楽に話せるが、
ちょっとでもこの範疇からズレてしまうと、とても緊張し
てしまう、という場合があります（医学生に限らず、誰に
でもあるでしょうが）。そこで、すべての医学生に均等に
は割り振られませんが、こうした一般市民の参加による
模擬患者によって、実社会の様々な人々と触れ合う機会
が持てるということは、大変貴重であると言えるのです。

ているからです。模擬患者になることで進歩するのは医学生や若手医師ではなく、皆さん自身だとわかるようになると、模擬患者であることが楽しめるようになり、皆さんの人生に好循環が生まれて幸せな人生が生きられるでしょう。

　　　　　　　　　　　　　寺沢秀一

2部 模擬患者が生まれるまで

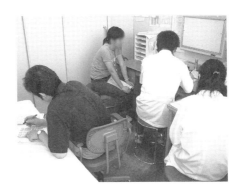

模擬患者が生まれるまで

　教育には準備が必要です。昔の大学の先生は、干からびたノートに知識を蓄えて講義をしたと言います。

　さて、模擬患者はどうでしょう？

　とても多くの人々が複雑に入り組みながら、長い時間をかけて医学生の前に姿を現します。道を歩いている人が、突然、模擬患者になれるのではないことをわかって下さい。

①

福井の模擬患者は
こうして生まれた

　これは、医学教育における模擬患者についての一般論ではありません。おそらく各大学の医学部が OSCE を実施するにあたって「模擬患者をどう集めようか」とさまざまな取り組みが繰り広げられてきたと思います。つまり、良い医師を育てるには、まわりまわって「良い模擬患者をどう育てるのかが大切だ」ということに関係者の思いはたどり着いたのです。それこそ、ひとつひとつの医学部ごとに悩みに悩んだのではないかと想像します。ただ、こうした悩みは、過ぎてしまうと忘れられて、日の目を見ません。ここでは福井大学医学部医学科を例にして、模擬患者という人々が生まれるまでの「偶然」と「本気」と「奇跡」について紹介し、医学生の方々にもこの舞台裏の物語をわかっていて欲しいと思います。こういうことをわかっても

らうと、少し心に火が点き、気合が入って模擬患者さんと
向き合ってもらえると思うのです。OSCEに際して医学生
のあなたの目の前に現れた模擬患者は、たまたまそこに現
れたのではなく、医学生のあなたが少しでも人間味のある
医師に育って欲しいという願いを胸に秘めて、わざわざあ
なたの前に現れたのだという「必然」を、実感として理解
して欲しいので、少しだけ舞台裏をお見せすることにしま
す。

　福井大学の「人間味のある」模擬患者が生まれる前史は、
2001年にさかのぼります。当時私は、教育学部で心理学
の教員をしていて、そのかたわらでスクールカウンセラー
をしていました。そのスクールカウンセラーをしていた中
学校で、たまたまPTAの主催する性教育に関する生徒へ
の講話が行われていました。講師は産婦人科のお医者さん
か保健師さんなのかなと思い、最初はあまり気にも留めな
かったのですが、実は講師が、福井大学医学部の前身にあ
たる当時の福井医科大学附属病院救急部の寺沢秀一先生だ
とわかると、俄然興味が湧きました。それはなぜかという
と、年齢もキャリアもまったく異なりますが、私と同時期
に大学に勤務を開始した方だったからです。私は現場から
大学に移ってきた経歴でしたが、この寺沢先生こそまさに
救急の現場をそのまま大学病院に持ち込もうとして大学に

勤務を始められたということを伝え聞いていたので、私は一方的に同志と思っていたのでした。偶然ではありましたが、私は幸いと思いました。

　講話の後に、挨拶をさせていただく時間を頂戴しました。この時、寺沢先生は私に会って早々、模擬患者のことを話題にしてきました。私に「模擬患者、やれませんか？　無理であれば模擬患者さんをやってくれる教育学部の学生さんはいませんか？　この町に、模擬患者をやってもいいという人を知りませんか？」という問いかけでした。私は同志と思っていた先生からの熱いラブコールに舞い上がり、実は切実な呼びかけであったはずなのに、あまり深く考えずに「大丈夫です。いると思います」と適当に答えていました。

　果たしてこの数日後に、寺沢先生はわざわざ私の研究室を訪れます。私は、模擬患者の位置づけに関する詳細な説明と模擬患者に対する思いを、再度うかがうことになるのです。私もようやく「これは本気だ」と思ったあたりから、福井大学の模擬患者の魂が、ゆっくりと鼓動を開始したように感じています。

　まず寺沢先生が話されたことは、すでにこの時点でOSCEのトライアルと呼ばれる最初の医療面接実習は終了していましたが、模擬患者と医学生とのやりとりを眺めている

資料1　学生による模擬患者の活躍を伝える学内広報誌（福井大学広報

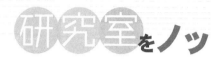

医療スタッフ養成に教育臨床・教

氏家　靖浩
教育地域科学部　附属教育実践総合センター

　もともと民間の病院や施設で、心の病気から回復しようと努力されている方々の相談にのったり、生活の立て直しのお手伝いをしてきました。その場でよく話題になったのは、病気ではなく、医療機関やお医者さんへの苦情でした。それで、医師でもないのに東北大学医学部で「医の倫理学」というテーマで、医師のマナーや患者さんの気持ちについて講義をさせてもらい、現在も続いています。

　最近、少しは耳にする「インフォームドコンセント」や「セカンドオピニオン」といったお医者さんと患者さんの良い関係作りに関する話題は、良いことも悪いことも、フィールドワークとして私なりにあちこち動き回って、直接現場に出向いて

いると自然に集まってきます。ただ[　]や困りごとが中心ですから誰にも[　]せんし、トラブルに立ち会うことも[　]必ずしも楽しい仕事ではありませ[　]かし、より良い医療システムの確立と[　]スタッフが持つべき心理面接の技法[　]て、病気の辛さを上手に訴えられな[　]もや高齢者、障害を持つ人々が、楽し[　]心して生活するためには、今、現場で[　]ている「嫌なこと」から目を背けず、[　]方向にするにはどうすればよいかを、[　]家以外も交えて考えていくしかない[　]うと思っています。

　2002年からは、福井医科大学の寺沢[　]教授（総合診療部・救急部）の担当す[　]学生の医療面接実習に、患者さんの演

統合に期待するこ

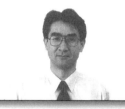

寺沢　秀一
福井医科大学
総合診療部・救急部　教授

　私は、医療人の育成に、患者さん[　]家族の心情を思いやることのできる[　]学的洞察力を高めることが、医療に[　]るリスクマネージメントに必須であ[　]考えています。そのために、昨年か[　]

PRESS 第 31 号、9 ページ、2003 年 9 月号）

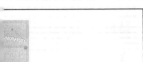

ら関わる

者（Simulated Patient、「模擬患者」と
す。）を私の研究室の学生を中心に組
て、参加させてもらっています。よそ
も大学では今更できない、医師養成に
学部が協働する活動を既に実践してい
　福井の赤ひげやブラックジャックの
に、少しは貢献していると自負してい

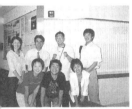

者実習に参加したメンバー

に医学生の医療面接の講義、実習に
患者さんとして参加していただくこ
開始しました。医学生からは大変好
得ています。統合後には、このよう
育の連携をさらに強力に押し進める

　寺沢から模擬患者の意義を聞き興
奮した氏家は、当初ひとりで模擬患
者を務めようと思いました。しかし
冷静に考えると、現実的にとても無
理です。かと言って慌てて市民活動
にするのも困難が多いと考えました。

　その時、ふたつの追い風が吹きま
した。ひとつは教育学部（当時は教
育地域科学部）の学生でした。彼ら
は人間関係についてとても好奇心旺
盛で、教員志望、カウンセラー志望、
企業を目指す者と多様でしたが、医
学生に自分が模擬患者として向き合
うことによる自己覚知を望んでいま
した。もうひとつは、元来ふたつの
大学であった福井大学と福井医科大
学の統合が進められており、大学が
統合する前からコラボレーションの
モデルとして学内の皆さんに後押し
してもらえたことです。

　この時点で既に 2 か年目の教育
学部生による模擬患者が終了してお

り、この最初の時期に模擬患者になった学生が、社会人になっても模擬患者を継続してくれたり、ごく普通の市民の方が模擬患者として関わることになった時、良き伴奏者になってくれたりしました。こうして、市民による模擬患者がスムーズに活動できるようになりました。

と、なかなか望むようなものにはなっていないということ

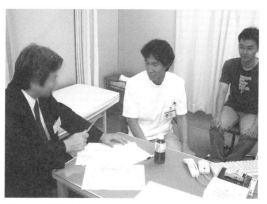

医学生と模擬患者のやり取りについて評価する医師は、診療経験も豊富で医学教育にも携わっているベテランです。この評価者になったことのある医師に話を聞くと「模擬患者との医療面接は、とても刺激的」だそうです。なぜならば「基本に戻れるから」だそうです。

です。この時は、医療に関する市民団体の皆さんと医療関係者を家族に持つ人々に模擬患者を頼んだそうですが、独自に「模擬患者を探す・育てる」ということをしなければならないと考えるようになったということでした。というのも、医療のあり方を厳しく見つめている市民団体の方や医療関係者を家族に持つ方は、医療従事者がいかに大変な仕事であるのかについてよく知っているので、医学生に対しても、ついつい厳しく接してしまいがちになる。そこで、模索が開始されたばかりのこの OSCE のあり方と医学生の青年心理を考慮すると、医学生が萎縮せず、しかし、人

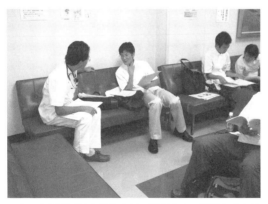

いよいよ医療面接を行う直前の医学生は、緊張を突き抜けた感があります。確かに準備して臨んでなんとかなる、というものではありません。小さなテクニックよりも、医学生のそれまでの生き方が問われると言ってもいいでしょう。

との向き合い方を肌身で感じられる模擬患者は、もっと違うタイプの人々になってもらうのがよいのではないかと考え始めた、と続けられました。

　私も話を聞いていて、まったく初めて模擬患者を担われた皆さんの思いもわかるし、同時にそれ以上に寺沢先生がおっしゃっている内容には、深く共感できるものがありました。そこで私は躊躇せずに「模擬患者候補者は、いっぱいいますよ」と回答できました。この時の私は、大変恵まれた環境にありました。つまり、まず自分自身が大学の教員として青年の心理と向き合う毎日なので、学生気質については理解しているほうであろうと思えたことです。また、

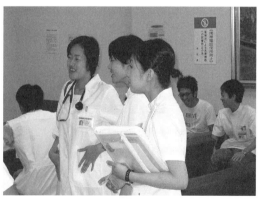

医師の適性をめぐる性差が話題になったことがありましたが、これまでに模擬患者が性差に関して問題を指摘したことは、一切ありません。

カウンセラーとしての仕事もさまざまな場面で担当しており、特に健康相談の場で話題になる内容は、病気や怪我そのものよりも、病気や怪我をした時に対処してくれた医療従事者への思いを聞くことが多いと体験的にわかっていましたので、とにかく模擬患者のひとりとして私がなれると思いました。さらに、私の研究室で学んでいる学生たちは、教員やカウンセラーになりたいと本気で考えていました。こうした学生たちが、医学生と面接という真剣勝負をすることは、おそらく医学生のためにもなり、私のところで学

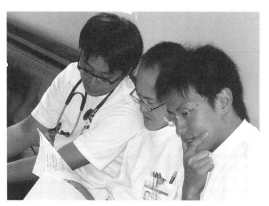

医療面接の直前です。授業では基本的な診療についての知識と技能を学びました。でも、実際に模擬患者さんに向き合うためのマニュアルがあるわけではありません。しかし、やはり持参が許された資料の中に、模擬患者と向き合うためのヒントを探すのです。書いてはありませんが……。

ぶ学生にとっても得難い体験になるということが容易に想像できました。そうした相乗効果が期待できそうです、と寺沢先生に回答しました。

　こうして翌年2002年8月、医学部5年生に対する模擬患者に、私と学生の7名が模擬患者として臨むことになりました。以後、同じ学生が模擬患者として何回か参加してくれたりもしましたが、緩やかに医療面接と模擬患者の位置づけが変わるなかで、寺沢先生から私が話を聞いて胸に抱いた思いと同じような考えを持つ医療関係者、福祉関係者

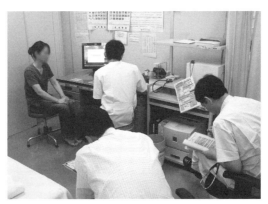

医療面接の一場面です。左端にいる方が模擬患者です。真ん中の奥にいる方が医学生です。真ん中の手前にいる方と右端にいる方は、医学生の言動についてチェックする評価者です。普段から診療に従事し、医学教育にも関わるベテラン医師です。医療面接のリアリティが増すように、病院の休診日に診察室で実施されます。

がどんどんこの見えないサークルに飛び込んできてくれているので、福井の模擬患者という不思議な役者の伝統は、絶えないどころか少しずつ厚みを増してきました。これは奇跡です。

　ここ数年に関して言えば、全体の統括が寺沢先生から林寛之先生に替わりましたし、私は医学生への講義と実際の模擬患者実習当日の模擬患者の後方支援に専念しています。後方支援とは、模擬患者予定者が急遽欠席した場合の代役を務めたり、大学関係者と模擬患者のあいだに生じるさまざまな要望を調整したり、さらには空調を整えたり飲食物の調達をすることです。

　現実には、模擬患者は相当緊張しています。医学生も緊張しているでしょうが、医学生から想定外の質問を受けると、模擬患者も心の中では少し動揺します。こうしたことが起きた場合には、模擬患者の疑問点を整理し、必要に応じては林先生に相談し、林先生からのコメントを他の模擬患者とシェアすることで、医学生の方への不公平が起きないような工夫が、舞台裏では密かに行われているのです。もっとも林先生から得られる回答は、明快な解答というよりも、模擬患者の力を抜くようなものが多く、これが福井大学スタイルの模擬患者に、心地よいスパイスとなっています。こんな質問がありました。「医学生が（シナリオに

なかった）『どこから来ましたか？』と突然質問してきた」というものです。これに対して林先生は、「火星からと答えてください」と独り言のように言うことで、模擬患者はリラックスして臨めています。

　さて、医学生の方に、もう一度だけお伝えしておきます。医療面接のブースであなたの目の前に現れた模擬患者さんは、たまたまの通りすがりの人ではなく、かといって、あなたを責めたくて、ここにいるわけでもなく、医学生のあなたが、少しでも人間味のある医師に育って欲しいという願いを抱えて、いくつかの「偶然」と「奇跡」と「本気」に導かれて、今日あなたの前に現れたのだという「必然」を感謝して、思い切って、心を込めて、「どうなさいました？」と声をかけて欲しいと思うのです。

　　　　　　　　　　　　　　　　　氏家靖浩

② 講義『模擬患者について』

　模擬患者を自ら演じ、模擬患者を育てて、模擬患者を束ねて、さらに模擬患者さんたちと医学部の関係者をつなぐ立場にあるのが今の私の立場です。一応、模擬患者の内側についても外側についても、誰よりも十分に知っていることになっています。そんな私に、もうすでに10年以上にわたって与えられている役割があります。それは、医学生の皆さんに向けて「患者さんと家族はこう思っている」「模擬患者さんは、こう感じている」と伝えること、そして、医師以外の医療スタッフの思いも、（勝手ながら、少し）代弁するということです。

　福井大学医学部医学科では4年生に『基本的診療技能』というオムニバス講義で、医師に必要な技術と心がまえを伝授していますが、特に模擬患者との出会いを控えた12

月に『医療面接』、『患者の心理』といったサブ・タイトル
で話している内容を、ここで簡単に紹介します。講義の雰
囲気を出すために、話し言葉にさせてもらいます。

1.　現代社会と医療

　皆さんは、現代社会の医師、医療を取り巻いている現実
に敏感になっていますか？　雑誌やテレビは特集の内容に
よると「スーパードクター・ランキング」や「病院のウラ

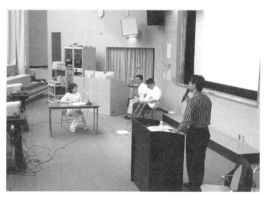

医療面接は模擬患者と一瞬のお医者さんごっこをするわ
けではありません。医師が行う最低限の診察の技法とそ
の土台となる医療の倫理について、授業で系統的に学び、
その総仕上げに OSCE が位置づけられています。授業は
教員の講義だけではなく、学生たちが医学生や模擬患者
の役になって、教卓のうえでデモンストレーションも行
います。

側を教えます」といったテーマを組みます。ある程度の売り上げや視聴率が見込めるからでしょう。

　現代は、テレビ、ラジオ、雑誌、そしてインターネットといったあらゆるメディアで、「私は、これで病気を治しました」という「商品」があふれかえっています。それは、効能がありそうな食品であったり、思わず信じてしまいたくなるような病気を克服した物語であったりしますが、「あるひとりの人」の病気に効果があった食品が、「ほかの多数の人」に同じような効能があるとは、簡単には思えません。冷静な場合であれば、そう判断できます。

　しかし、病気という非日常を経験し、冷静さを失ってい

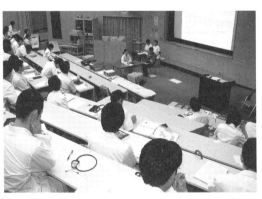

階段教室です。通常の講義やスクリーンに映像が映し出される時は室内も暗く、つい眠気に誘われますが、「模擬患者に丁寧な診察をする」という目的が明確な医療面接に関する授業は、受講態度も積極的です。

る患者さん本人と家族にとっては、どんなに信頼している
お医者さんの治療を受けていても、こっそりと高いお金を
かけて、しかも病院に来るよりもはるかに数多く、医療者
側から見れば「ありえない」と思うものに、身体と心と家
計をゆだねている可能性があることに思いを至らせたいも
のです。同時に、患者さんが医療者から見たら信じられな
いことにこっそり力を注いでいても、その患者さんに失礼
な態度は取らず、病いを抱えて生きることの難しさを理解
する姿勢を忘れないでおきたいものです。

2.　医療面接

　今はパソコンやスマートフォンで、いとも簡単に医療に
関する情報を入手することができます。診察室に現れた患
者さんが、医療に関するある事柄についてはすごい専門用
語を振りかざしてきたかと思うと、それ以外については常
識的なことさえわからない、といったことも起こりえるか
もしれません。そんな時にも、いちいち患者さんに腹を立
てないようにするためのトレーニングが医療面接かもしれ
ません。

　医療面接は、一般的なコミュニケーションとは異なりま
す。医師を志す人は、医療面接を道具として使いこなす覚

悟を持つ必要が求められます。まず診察室に現れた方から、病気に関する情報を正確に入手することが求められます。これによって、検査や治療の方針が定められていきます。実際は必ずしも病気ではなくても、健康上の問題を的確に評価し、病いや体調不良を訴える方へ生活のアドバイスを与えることが重要になる場合もあるでしょう。

　こうした、患者さん本人の体調に関する情報の入手と、医学の視点からの評価に際して、医師は五感を総動員して、良好な医師と患者の関係を築き、それを維持しつつ患者さんへの対応に努めなければなりません。この医師と患者の関係が良好なものであれば、患者さんと家族に対して病気や怪我、障害を乗り越えていくための教育的なはたらきかけを行うことができます。ある時までは医師は患者の伴走者となり、いつの間にか医師がいなくても、患者が自分の人生を生きていけるような健康上のマネジメントをすることが理想だと思われます。

　ただ、いつもそのような理想的な展開になるものではありません。もうこれ以上は現代医学の知識と技術では治らないという場合や、死が目前に迫ってきていることをご本人と家族にお伝えしなければならない場合もあるでしょう。このような誰にとっても快くない場面についても、医師自身が職業上の生涯発達をしながら、先輩に学び後輩に教え、

患者さんから感じ取り、自らの理念と「わざ」を身につけていくことになります。

　患者さんがパソコンとにらめっこして情報を得てきても、医師はパソコンとにらめっこせずに、患者さんと向き合いながら医療面接の「わざ」を身につけていきましょう。

3. 模擬患者さんを前にして

　模擬患者実習が開始された当初の医学生の方への厳しい指摘事項として「指のペンまわし」が挙げられていました。猛勉強の中でのささやかな息抜き（クセ？）だったかもしれませんが、対人コミュニケーションにおいては最悪です。『人は見た目が○割……』という書籍もありますが、医学生たるもの、模擬患者さんと出会うこの機会に、自分は他人からどう見られているのかについて、少し意識してみてもよいのではないかと考えます。

　また、これはある時の模擬患者さんが発見したことですが、医学生が手の甲に質問すべき項目の頭文字を書き込んでことがありました。やめましょう。問診は箇条書きで尋ねるものではありません。ストーリーを作って質問をしてください。問診は「パラパラしたチャーハン」ではなく、「流れ」、「ねばり」、「ストーリー」があるような、「おかゆ

や納豆のようなもの」を意識してください（かえってわかりづらい表現かもしれませんが……）。

　模擬患者と向き合うということは、その一瞬を乗り越えればいい、というものではありません。医学生自身の人との向き合い方、言葉の繰り出し方の得手不得手とクセについて気づく機会と考えるべきです。

4. 医療チームのメンバーという自覚

　医療はチームです。あなたの年代・キャリアに応じた役割があり、同時に他のスタッフにも役割があります。自らが傲慢になることは良くありませんが、過度に他のスタッフに依存することも良くないと思います。少し踏み込んで言えば、患者さんもチームの一員と考えて、病院を一歩出ればコミュニティというとても広いチームが控えていることも頭の片隅に置いておきましょう。

5. あなたの「相棒」は誰？

　人気の刑事ドラマではありませんが、医学生のあなたは、この世にたったひとりで医療を行っているわけではありませんし、たったひとりで生きているわけでもありませ

ん。患者さんの「よき相棒」を目指しましょう。その前提は医療チームの他のスタッフから、まずあなたが「よき相棒」と思われることが前提になるかもしれません。多職種であり他職種のチームの中で、あなたが「よき相棒」と慕われる時間が増えていくにつれて、患者さんからも「よき相棒」と思われる時間が増えていくような気がします。

　「それは、どんな関係ですか？」と尋ねられたら、私は「笠地蔵を思い出してください」と答えます。12月ですしね。おじいさんは大晦日、笠を売りに出ますが売れません。

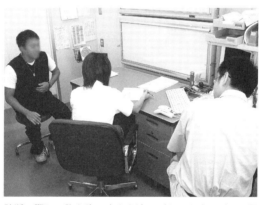

　診断に際して胸と腹は大きな違いがあります。だから医学生も「苦しいのは、胸ですか？お腹ですか？」という質問を投げかけます。ただ、本当に苦しい、本物の患者であれば「胸です」とか「腹です」とは答えず、「ここらへんです」と手で示すのが精一杯ではないでしょうか。これは、そんなやり取りです。

雪をかぶった六体の地蔵のうち、五体には売れ残った笠を、一体にはおじいさんが自らかぶっていた手拭いをかぶせます。雪はやみません。家に帰り、おばあさんに「笠は売れなかったので、お地蔵さんにかぶせてきた」とおじいさんが話すと、おばあさんは鬼の形相になって、おじいさんを突き飛ばし……となってしまっては、ドメスティック・バイオレンスになるだけです。おじいさんのお話を、おばあさんが笑顔で聞いてあげて、「良いことをしましたね」と受容してあげて、おじいさんの行為に意味を持たせてあげます。この昔話、実は主人公はおばあさんだったのかもしれません。これが心理学や社会学でも言われてきたナラティブ・アプローチの実践です。こんな関係を目指して、患者さんや他のスタッフと人間関係を築いて欲しいと考えます。

　医療面接はロボットの機械音声ではありません。すべてがうまくいくこともないでしょうが、すべてが失敗ということもありません。自らが失敗と考えることを、相棒と共に教材にして、明日はもっと上手なコミュニケーションが取れる医師を目指してください。

氏家靖浩

資料2　医療面接に関する授業予定（抜粋）

> ## 講義『模擬患者について』
>
> 【講義】
>
> | | | |
> |---|---|---|
> | 12月4日 | オリエンテーション | （地域医療：寺澤） |
> | 〃 | 臨床診断1 | （救急部：林） |
> | 12月10日 | 医療面接1 | （仙台から非常勤講師：氏家） |
> | 12月11日 | 医療面接2 | （地域医療：寺澤） |
> | 〃 | 臨床診断2 | （地域医療：寺澤） |
> | 12月17日 | 臨床診断3 | （地域医療：寺澤） |
> | 〃 | 臨床現場における問題解決法 | （地域医療：寺澤） |
> | 12月18日 | 臨床判断 | （地域医療：寺澤） |

> 【グループローテーションの実習を行う際の準備物】
> ・白衣
> ・名札（学生証）
> ・聴診器
> ・配布した冊子（白）

　医学生が模擬患者に医療面接を行うのは、ほんの数分のイベントに過ぎません。でも、その数分のために模擬患者は医療面接の日まで体調も整えてしっかりと模擬患者が演じられるように準備をして臨みます（患者になるために体調を整える、というのも変ですが）。一方で本当の主役である医学生も、学生の本分なので当然と言えば当然ですが、模擬患者以上に準備を積み重ねて医療面接の日を迎えることになります。医学部の教員たちも、決して医学生に「自習しておきなさい」と委ねたりはしません。

　もしも理想を言うのであれば、志のある医学生が病院の待合室で病を抱えた本物の患者に接するほうが、患者心理を体験的に理解できるかもしれませんが、それは倫理的な側面も含めて現実的なことではありません。そこで、すべての医学生に均質に最低限の医師としてのマナーや接遇を体験的に学んでもらうためのプログラムとして、この模擬患者が登場することになりました。模擬患者と向き合うまでに身に付けて欲しい知識と技術を、授業を通してしっかりと伝えます。授業の予定の一部と医学生の準備物について示しました。

❸

私の想いをしっかり聴いて‼

―香川大学での模擬患者さんの歩み―

　「医療面接（Medical Interview）」は今や医学教育で欠かせない要素の一つになっています。かつてこれは「問診」でした。「問診票」という言葉で表現されるように、これなら紙の上で学ぶことも可能でしょう。しかし、インタビューとなるとそうはいきません。相手にどのように語ってもらうか、語る気になってもらうか。これには、やはり人を相手にしたトレーニングが不可欠です。そのような必要性から、日本でも模擬患者（SP）さんを養成して、医学教育に協力してもらう必要性が高まってきたのです。

　香川大学医学部では 20 年ほど前に SP 研究会を立ち上げて現在に至っています。事の初めは、共用試験としての OSCE の導入でした。香川大学（当時は香川医科大学）ではそのトライアル時期から臨床実習開始前の OSCE を開

始しました。最初は、岡山の SP 研究会から模擬患者さん
を招いていたのですが、事前の打ち合わせを十分に行う必
要性から、香川でも養成しようということになりました。
そこで、岡山での研究会にも参加していた Y さんが知人
に声をかけてくれて、10 数人のメンバーが集まりました。

　問題は、その方たちにどのようなトレーニングをしてい
くかということでした。幸い、その前年から、総合診療部
での臨床実習で学生間のロールプレイで医療面接の実習を
始めていました。そこで、模擬患者さんたちには、患者役
を行ううえでの基本的な事柄を学習した後に面接のシナ
リオを渡してそれを覚えてもらい、まず教員と何度か練
習しました。その後、学生の医療面接実習で練習も兼ね
て患者役を演じてもらいました。まさに OJT（on the job
training）です。模擬患者さんたちには 2 週間おきに大学
に来てもらうことになった（今でもですが）のですが、そ
れが患者役の習熟には大いに役立ったように思います。

　当初の模擬患者さんたちの悩みは大きく 2 つありました。
1 つは、自分がせっかくシナリオを隅々まで覚えて臨んだ面
接で十分なことが言えず（というより聞いてもらえず）、言
うべきことが言えなかったのは自分の答え方が良くなかっ
たのではないかという想いでした。これは当然学生がうま
く必要なことを聴き出せなかったのが問題なのですが、経

験の浅い時期の模擬患者さんたちはそれを自分の責任のように感じてしまっていました。もう1つはフィードバックの難しさです。模擬患者さんたちは、患者役として演技しながら、その時々で学生さんの態度や言葉から感じたことを覚えておいて、面接終了後にそれを伝えるというフィードバックをしてもらうのですが、これがなかなか難しいのです。本来は面接の場で自分の中に生じた negative な気持ちを、それを引き起こした学生の言動と共に述べてもらいたいのです。しかし、せっかく覚えてきたシナリオの内容を十分に話せないと、往々にして、「……について聞いて欲しかった」

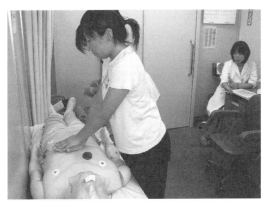

- 医療面接ではありませんが、心肺蘇生についても練習あるのみです。飛行機の中で「お客様の中にお医者さまは…」とアナウンスされたら、すぐ手を挙げられるように…

となってしまいます。医学的な情報を十分に聴取されていない時には、ファシリテータの教員がその点を指摘することになるので、模擬患者さんたちには自分の気持ちの動きによく注意を払って、その点を指摘してもらいたいのですが、これが思うほどには簡単なことではないようです。

　香川大学医学部 SP 研究会は発足から 20 年近くが過ぎ、初期のメンバーは 3 名になりました。発足当初から今も代表を務めていただいている Y さんの献身的なご尽力で会の維持をしていただき、隔週で 5 年生の医療面接実習にご協力いただいています。またその後も少しずつメンバーが

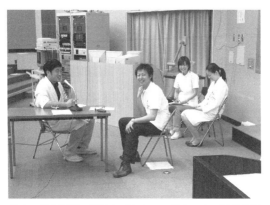

教室で行う授業の総仕上げとして、教卓の上で医学生同士で「模擬患者、医学生、評価者 2 名」で役を決めて、医療面接のデモンストレーションを行います。医学生も最初は照れくさく、笑いがこぼれたりしますが、繰り返すうちにだんだん真剣になっていきます。

入れ替わり、共用試験 OSCE を維持できる人員は確保で
きています。

　この文章を目に留める学生さんたちにお願いです。模擬
患者さんたちは学生さんのさまざまな質問に答えるために
懸命にシナリオを記憶しています。ですから、プライベー
トな面も含めて決して聴き過ぎになることはありません。
むしろ聞き足りないと、模擬患者さんたちは欲求不満に陥
ります。先にも述べたように、時には自分の答え方が悪
かったかなと、一晩中自問自答したりします。学生さんた
ちは、特に話題が患者さんのプライベートな部分に触れる
と、それ以上は尋ねてはいけないような気になり、次に自
分で用意していた質問にさっさと移ってしまうということ
がよく見られます。ですが、患者さんの人となりを知るに
は、どうしてもそのプライベートな面にある程度は踏み込
むことが必要な場合があります。模擬患者さんたちはあら
かじめ用意されたシナリオに従って患者役を演じています
ので、プライベートな面に立ち入ってもそれが模擬患者さ
んを傷つけることは（基本的には）ありません。ここが本
物の患者さんとは大きく異なるところです。学生さんたち
には模擬患者さんと対話ができるという貴重な機会をぜひ
とも十二分に活かして、患者さんの想いと患者さんのニー
ズを把握することができるような医療面接スキルを習得し

てもらいたいと思います。

（注：ここでの医療面接は、共用試験の面接ではなく、授業などでの面接
　　　実習を想定しています。）

岡田宏基

④

立場変われば

　以前、ある地域の開業医の代表と、大学病院長も経験した医学部長の対談がありました。司会者から「良い医師とはどのような医師ですか」という質問がありました。開業医の代表は「自分には分からない病気や、治療できない場合は、できる医師にすぐ引き継ぐことができる医師である」と答えました。医学部長は「見立てがいい、つまり病気をよく知っており、腕もいい医師」と答えました。なるほど、どちらも正しいように思えます。しかし前者は、自分が何もできなくても迅速に他の医師に患者を紹介できれば良い医師となりますし、後者はベテランにならないと良い医師にはなれないように聞こえます。おそらく両者とも同じ職業ですから互いの言い分は理解したうえで、自分の立場をそのように表現したのだと思います。

　昔は「お医者様」という表現をよく耳にしました。それが「医者」、しだいに「あの医者」、に変わってきました。反対に「患者」から「患者さん」、「患者様」となりました。大変違和感を覚えます。患者さんは「医療はサービス業だ」と強く思い、医療者の中にもサービスを提供することだけが最優先だと思う人々が増えたのかもしれません。医療は医師法の定めるところの医師・患者間の契約に基づき行われる業務であり、患者さんは単なるゲストではなく「カスタマー」です。過剰なサービスをしてはいけませんし、求めてもいけません。最近になって少しずつ「患者様」という呼び方から「患者さん」に戻りつつあるようです。横暴な医者から卑屈な医者へ、身体を丸投げの患者から、にわか医学知識で医療者を監視する患者へ、と奇妙な変遷をたどりましたが、現在は人と人の対等な関係の中で医療が成り立ちつつあると信じたいものです。これを可能にするためのトレーニングが医療面接、模擬患者実習だと思います。

　客商売（サービス業）に関して、「お客様は神様です」という精神が曲解され、客が店員に土下座を強要する事件がありました。客商売であっても対等な関係でなければなりません。一歩間違えば、別な人権問題にもなるのです。立場を変えて考えてみる（想像してみる）ことが重要です。

最初に示した対談は、お互いの立場が理解できるのでその後の議論がかみ合い、有意義な対談となりました。医師と患者をめぐる関係性は、長い時間がかかりましたが、社会への啓発、医学教育の改革で、安全で効率的な医療になりつつあります。

　私は現在、医学部で学生を指導する立場にいますが、私が医学生だった時代の医学教育と違い、今は医療面接という実践訓練があります。立場を変えてみると向き合い方が変わります。どうか医学生の皆さん、率先して模擬患者になってください。医療者の不用意な言動や説明の不足はも

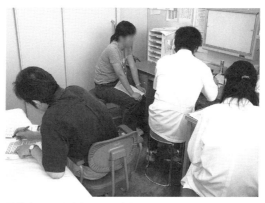

医学生は一所懸命、模擬患者の訴えを聴き取ります。模擬患者はデスクが近いものですから、ついつい医学生が書き取ったメモを見てしまう場合もあります。医学生の必死さがわかると言います。

ちろん、医師が気にもとめていない些細なしぐさで随分と心象が変わる場合があります。多くの模擬患者さんの意見です。病気は患者さん本人の治癒力で治ることがほとんどです。医療者と患者がタッグを組んで目標に向かっていきたいものです。

　　　　　　　　　　　　　　　　瀧波慶和

❺
医学部の学生相談と
模擬患者

1. 学生相談における模擬患者

　学生相談室で医学科の学生さんとお話していると、OSCE のことも必ず話題に上ります。学生さんは、重要な試験だという認識を持っていることが伝わってきます。しかし、直前に実施される CBT（Computer Based Testing）に比べると、準備への時間は短いのではないかと思います。「CBT は必死に勉強しないと合格しないけど、OSCE は、やることさえやっておけば、なんとかなる」という雰囲気が少なからず学生さんの間にあるように感じます。CBT の大変さも常々聞いている立場としては、そのような気持ちも理解できないわけではありません。CBTを乗り越えられた学生さんには、OSCE は軽く感じられる

部分があるかもしれません。しかし、そう感じるなら抜け落ちている視点があります。それは、「OSCE は知識面でのハードルとは違うハードルがある」ということです。ここでは、OSCE において模擬患者さんからより多くのことを学べるように、学生相談の立場から意見を述べてみたいと思います。

2. 不安と緊張に関する課題

　OSCE に向かう際、学生相談に持ちかけられる悩みの一つが「不安と緊張」です。

　①医学生の不安と緊張　　学生さんは相談で「OSCE は初めてのことなので、不安です」、「OSCE は模擬患者さんが何を話すかわからないし、初めて会う人なので緊張します」と語ることがよくあります。不安や緊張は、視野を狭め、質問することが浮かばなくなったり、不自然な沈黙が多くなってしまったり、怖い顔になってしまったりと、試験の結果に悪影響を及ぼすかもしれません。不安は交感神経を優位にし、緊張した状態を生み出します。動物的には「戦闘モード」になるので、上記のような現象が起こるのですが、医療面接には合わない状態のようです。何より不

安や緊張で張り詰めた気分で試験に臨むと、終わった時に「あぁ、終わった」という解放感に支配されてしまい、試験を振り返ることよりも、次に控える楽しみに意識が向いてしまいます。これでは、せっかくの貴重な試験から学ぶことが少なくなってしまいます。また、不安や緊張は相互作用するものです。自分が緊張していれば相手も緊張します。相手が緊張していれば、自分も緊張します。緊張したまま面接に突入すると、模擬患者さんも話しにくくなり、

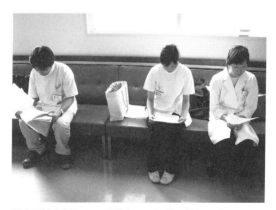

医療面接を行う日の医学生は、行動の制約が設けられています。午前に面接した医学生から「模擬患者さんは、こんな感じの人だった」と午後に面接する医学生に「情報漏洩」されることを防ぎたいからです。実際には模擬患者も設定されている病気も数が多いので、そうそう情報が流れることはないと思いますが、とにかく医学生に不公平が生じないように当日のスケジュールや会場の設定には随所に工夫が凝らされています。

良い面接ができないという結果につながりかねません。自
分の不安や緊張のマネジメントが必要となります。

　②模擬患者の不安と緊張　　模擬患者さんたちも、大事
な学生さんの試験であること、台本で覚えたことを忘れな
いようにと、不安を抱えながら当日を迎えています。これ
は、本物の患者さんならば、それこそ不安と苦痛を抱えて
病院に来るのだと連想すべきでしょう。病気という人生の
重大な局面に向き合い、大袈裟でなく、今後の人生をかけ
て、不安と緊張を抱えながら病院を受診しています。当然
のことながら、不安や緊張を和らげる役目は患者さんの仕
事ではなく、医療者側の仕事です。医学生の皆さんは模擬
患者さんが話しやすくするために、模擬患者さんの不安と
緊張を和らげる必要があります。

　こう考えると、学生さんは、自分の不安や緊張をマネジ
メントしなければいけません。模擬患者さんの不安と緊張
にも配慮しなければならないので、不安と緊張について考
えておくことはとても重要です。

3.　対人関係に関する課題

　不安や緊張以外にも乗り越えなければならない課題が

あります。それは、対人関係面のハードルです。おそらく、「対人関係が得意」と思っている学生さんの方が少ないのではないでしょうか。多くの学生さんは友人、家族、恋人といった対人関係について悩んだことがあると思います。

　医療面接で、どんなことを尋ねるべきかは、授業や書籍で学ぶことができると思います。しかし、何を聞くかという枠組みの話だけではなく、相手が面接を心地よいものと感じてもらえるかは、内容以外の要素も多く含まれます。具体的には、相手の発言をどれくらい待つのかといった会話のテンポ、どんな表情で話すかといった言葉以外の表現等、さまざまな要素が存在します。

4. 2つのハードルを越えるためのテクニック

　OSCE はとても短い時間です。短い時間で、自分の最高のパフォーマンスを実践しなければなりません。同じような状況で参考になるのは、スポーツ、楽器の演奏等があります。ここで紹介するテクニックは将来医師になった時にも、必ず役に立つスキルになると思います。ぜひ、模擬患者さんを相手に実践してみてください。

　①不安や緊張を和らげ、力に変える　　不安や緊張はゼ

ロにする必要はありません。大事なことは、不安や緊張は
自分の力でマネジメントできるということを知ることです。
呼吸法、筋弛緩法、自律訓練法、瞑想法、さまざまなマネ
ジメント法があります。ここでは詳細には触れませんが、
真剣に考えたいということであれば、学生相談室などに相
談することもひとつの方法だと思います。不安や緊張はネ
ガティブなものではなく、自分の力に変えていけるもので
す。ぜひ心の専門家と一緒に取り組んでいただきたいテー
マだと思います。

　②リハーサルを繰り返す　　何度も練習をすることです。
友人を相手に、家族を相手に、相手がいない場合は人形を
相手に、練習をすることが重要です。リハーサルは、本番
に近ければ近いほど効果的です。椅子の位置や、机の位置
といった部屋の様子を再現したり、実際にメモを取ったり、
小道具の準備も必要です。可能であれば、その様子をビデ
オに撮って、見直してみましょう。意識していなかった沈
黙に気づいたり、早口になっていることに気づいたりする
かもしれません。そういったリハーサルを通して、自分の
コミュニケーション・スタイルを振り返ることができます。
もし、相手がいない場合は、学生相談室に相談することも
有効な方法だと思います。

③「**クッション言葉**」を使いこなす　「大変でしたね」
というような配慮の言葉を患者さんにかけることは円滑な
面接には必要だと指導されると思います。それ以外にも、
患者さんをねぎらう言葉はいくつもあります。たとえばプ
ライバシーに踏み込んで聞きにくい質問をする時、「立ち
入ったことを伺いますが」、「お答えにくいことかもしれま
せんが」といった「クッション言葉」を使うことも大切で
す。ただ質問だけを投げかけた場合と比べ、このような
言葉は面接の中で、「クッション」としての役割を果たし、
患者さんが安心できるとともに、質問者が考える時間を持
つことができます。このように、「クッション言葉」を使
うことは、面接の雰囲気を和らげ、模擬患者さんに安心感
を与え、医学生にも余裕をもたらせてくれます。さまざま
なクッション言葉のストックを持っておくことをおすすめ
します。

5.　模擬患者から学んだことを将来に生かす

　本物の患者さんではありませんが、OSCE で出会った模
擬患者さんは、医学生の皆さんにとっては、「初めての患
者さん」です。その出会いを忘れず、良い形でその経験を

将来に生かして欲しいと思っています。

　もし将来、患者さんが、緊張して診察室に入ってきたら、とても忙しいかもしれませんが、緊張をほぐすための言葉や質問をひとつでいいので作ってください。そんな余裕もないようでしたら、あなたの自然な笑顔で十分です。緊張している患者さんに出会ったら、模擬患者さんとの出会いを思い出してください。

　もしかすると、患者さんはすでにリラックスして、診察

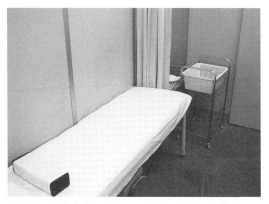

医学生が模擬患者と会うのは普通の病院の診察室なので、ベッドもあります。医療面接は言葉によるやり取りが主なのでベッドは使わないのですが、ある医学生は「お加減、大変ですよね。ベッドで横になられて症状をお聴きしますか？」と言ってくれました。医療面接の評価基準からは逸脱していますが、患者を気遣う医学生の言葉に、模擬患者は涙が出そうになった、というエピソードがあります。

室に入ってくることがあるかもしれません。そんな時は、診察室に入るまでに、看護師、受付のスタッフ、あるいは清掃のスタッフが声をかけて、患者さんをリラックスさせているのかもしれません。良い診察ができた時、患者さんと良い関係ができた時こそ、周囲の支えてくれているスタッフへの感謝も忘れないようにして欲しいと思います。

前川伸晃

3部 模擬患者は こう考える

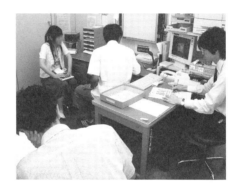

模擬患者はこう考える

　模擬患者になる方々は、医学生との対話を望んでいます。しかし、なかなか時間も取れません。

　そこで模擬患者からメッセージを寄せてもらいました。

　模擬患者の皆さんも、多様な思いを抱えて診察室に入ってきます。症状の訴えとは異なる、模擬患者の想いについて耳を傾けて下さい。

資料3　模擬患者を希望するかたへの手引き

「模擬患者をやってみたいなぁ……」という方が現れた際、「模擬患者」という存在を簡潔に説明する必要があります。もし、タイミングをはずしてしまえば、せっかくの貴重な模擬患者候補者を、みすみす逃がしてしまうことになるかもしれません。そこで模擬患者の核心をまとめたメモを作っておく必要に迫られて作成したものが、この「模擬患者とは」です。

　この資料は、模擬患者としてベテランになった方でさえ、医療面接に挑む前日に読み返して気持ちを作るために活用して下さいました。

No. 1

模擬患者とは

　模擬患者にご応募下さいまして、感謝申し上げます。模擬患者とは何であるのかについて、簡単にご説明致します。

　一番、簡単に言えば「医学生の診察の練習台として、患者さんの役をする人」ということになります。私たちは平成14年から取り組んでいます。本来ならば模擬患者さんに稽古をつけてもらうより、本物の患者さんにコメントしてもらう方が、医学生にとっても医師にとっても、よい勉強になると思いますが、病気やケガに苦しむ方に、さらに面倒なことをさせるわけにもいきません。そこで、患者さんをする「役者」が求められたわけです。

　最初のころは、模擬患者さんの台本もほのぼのしており、ひとつひとつの診察場面の後に、丁寧な確認作業も行われました。しかし、これは福井大学医学部だけが行うものではなく全国一

No. 2

律で行うものであり、また、たんなる実習ではなく、試験としての意味あいも持っているものなので、最近は模擬患者にも少しずつ求められるルールができつつあります。しかし、私たちはロボットではありません。まずは、気楽に楽しく「患者体験」を演じることが大切であると考えます。以下、いくつかのポイントをメモしましたので、ご参考までに。

どうぞ、「なりきって」楽しく演じてみて下さい。

1）病気やケガした時の、心細い、苦しそうな顔つきや雰囲気
2）この医者は何を聞きたいのだ？！というとまどった表情
3）自分が受けとめられた！という感動の顔つきや雰囲気
4）とまどっている医学生へのごくごく簡単な手助け
5）質問への回答は医学生がわかるように伝えて下さい

気をつけたいこと。
1）医学生を見下すこと、あらさがしばかりすること
2）知り合いの医学生がいても親しくしてはいけません
3）可能な限り、セリフやしぐさは同じに
4）模擬患者同士の大声のおしゃべり（つい感想を言いたくなりますが我慢）
5）医学生が迷っているからと言って、必要以上に誘導しない
6）頭が痛いと言ってお尻を指さす
7）突然、外国語で話しかける

　一回ごとの診察場面が終わると、簡単なチェックシートへの記載があります。気づいたことは、そこに書いて下さい。基準をどう取るかは難しいと思います。当日、さらに確認します。

どうしても、最初のひとりふたりは、模擬患者もぎこちなく、医学生以上に緊張が見られます。演技も評価も、少し回数を重ねると、なんとなくコツがつかめるかと思います。

　他の大学から指導に来ている先生方と話したことによると、本来なら、模擬患者は、セリフはもちろん、しぐさのひとつひとつを同じにして欲しい、という求めがあるようですが、福井方式ですすめている模擬患者に関して言えば、ロボットのような厳密さよりも、本物の患者さんをしのぐ（？）リアリティのある模擬患者であることに力を置いています。他の大学の先生も、そこを評価して下さいました。かといって、どうぞ自然に、と言われると、かえって不自然になるものですから、これ以上は申し上げません。言えることは、医学生に落第はあっても、模擬患者さんに落第はありません。ノビノビ演じて下さい。

　医学生さんにとっても、初めて自分が出会った尊敬できる医師や、なんで自分が医学部を志したのかについて、記憶を呼び覚ます体験かと思います。模擬患者の皆さんにとっても、濃厚な出会いの一瞬を過ごして下さい。

　なお、どうしても気になる医学生の言葉遣いやしぐさ（専門用語で尋ねる、話を聞く時、指でペン回しをする、など）は、厳しく指摘して下さい。また、この模擬患者のあり方そのものや当日のセッティングについても、お気づきがあれば、後日でよいのでどんどん教えて下さい。

[もう一度、まとめます]

　模擬患者とは simulated patient または standardized patient の訳語ですが、普通は SP と略されていわれることが多いのです。医学部学生の医療面接実習や臨床技能評価試験（OSCE、オスキーと呼びます）で患者の代わりをして演技を

するのがもともとの役目です。

こんな感じでやり取りします。ちょっと覗いてみましょう。

医学生：今日はどうなさいました。

模擬患者：最近、頭痛が続いているので、診てもらおうと思って来ました。

医学生：頭痛が続いているのですね。もうちょっと詳しく教えて下さい。

模擬患者：1週間ほど前からずっと続いています。痛みはひどくないのですがよくならないものですから、心配になりましてね……

医学生：そうですか。1週間以上たっているのによくならないので、心配なんですね。どのあたりが痛みますか。

模擬患者とは、事前に病状をシナリオに基づいて記憶しておいて、診察場面で患者を演ずる人のことです。何名もの医学生のお相手をしますし、医学生もそれぞれ異なる質問（問診と言われるものです）をしてくるでしょうから、必ずしもまったく同じやり取りにはならないかもしれません。でも、なるべく、同じような演技をお願いします。

医学生は模擬患者とのやり取りを通して、医学部の中だけでは学べない、貴重な患者さんの生の声と雰囲気を味わい、医師へと育っていきます。質問がなめらかではない、とか、最近の若い者は……と思って、医学生にお説教はなさらないで下さい。医学生を育てるのが目的です。医学生を落ち込ませることが目的ではありません。

では、当日の朝、元気にお会いしましょう。

くれぐれも本物の患者さんになってしまい、模擬患者を辞退します、ということのないように、ご自愛のうえお過ごし下さい。

では。

　　　　　　　　　　　　　　　　　　　氏家靖浩

資料4　模擬患者の質を保つための試み

今年度の模擬患者に関する対話

日時　●月●日（●）15時から17時
場所　福井大学医学部（永平寺町松岡キャンパス内）

〈会合の目的〉
　模擬患者のあり方を確認すると同時に、それを踏まえて、今後の模擬患者とオスキーのすすめ方の方針について、意見交換し、最低限の方向性を共有する

〈当日のすすめ方〉
1．以下の内容で、順に意見を披露し、今年度の模擬患者を円滑に進めるために意見交換と確認をさせて下さい。
　　①医師
　　「理想の医学教育において、模擬患者に期待すること」
　　②模擬患者の代表
　　「評価としての医療面接における模擬患者の役割と限界」
　　③それぞれの模擬患者から体験を通して感じたこと、考えたことの発表
2．模擬患者のモデルを確立する上で必要なことについて
　　⇒医学部学生、模擬患者の双方から提案
3．この後の模擬患者を巡るスケジュールの確認

　今や模擬患者の重要性は医学教育関係者のすべてが認めるところですが、大きな課題がふたつあります。ひとつは模擬患者の候補者をどう発掘するかであり、もうひとつは、模擬患者の経験者を何年も継続しやすくするにはどういったセッティングをすべきか、ということです。この模擬患者を継続してもらう

ための仕掛けとして、研究会を結成して定期的に会合を持っているところもあるようです。

　私たちの場合は、模擬患者の生活圏も広くそうそう集まることができません。ですので、夏から秋にかけて、模擬患者に関する対話を行い、次に模擬患者を演じるまでのモチベーションを高めてもらいました（夏から秋は、2月に模擬患者を演じる人にとって模擬患者の感覚を一番忘れかけている時期です）。また、模擬患者をやってみようかな……と考えている方にも足を運んでもらうことで、スカウト活動も兼ねていました。

① 一般的な学生相談と模擬患者

　模擬患者役をするようになって何年か経ちますが、その時々で学生さんの雰囲気は違えども、かなり緊張している点はどの年も同じだという印象が強いです。

　試験なので緊張感を持って臨むことは当たり前ですし、重要な場面において緊張感はある程度必要ですので、緊張することは決して悪いわけではありません。でも、過度になってしまうと、頭が真っ白になってしまうなど、本来の力をまったく発揮できずに支障が出てきます。

　普段の学生相談では医学生には対応しないのですが、OSCE について、まずは「大学の試験」としての視点で考えてみたいと思います。

1. 試験としての緊張

　試験の際の緊張ですが、医学生だけではなく大学生全般の「試験」でも同様の状況はあるのではないでしょうか。進級がかかる必修単位のテストほど緊張感は強くなります。まさに、運命の明暗を分ける関門のように感じられるでしょう。

　今までに何度も試験を受けてきているので、その時に緊

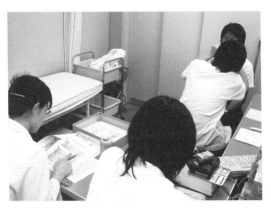

実は模擬患者は、大変なプレッシャーの中で医学生と向き合っているのです。模擬患者の真っ正面には医学生がいて、その医学生の後ろには医学生を評価する複数のベテラン医師がいるのです。こうした緊張の中で、自然に病を抱えた人を演ずる模擬患者って、すごいと思いませんか？

張を和らげられた方法、うまくいったことを思い出して
やってみるのもひとつの手かもしれません。

　「元々緊張しやすく、緊張を和らげることもうまくない」
という方は、今後のためにも、いろいろと試して自分に合
うやり方を探してみるとよいのではないでしょうか。周り
の人はどうしているのかを聞いてみてもいいと思いますし、
学生相談室などの場所で相談することもひとつの方法だと
思います。

　緊張を悪者にするのではなく、自分で工夫して「ある程
度、自分でコントロールできる範囲のものにする」ことが
大切だと思います。ほどよい緊張、乗り越えられる緊張ま
でにコントロールできる方法を身につけられると、それだ
けでも安心して試験に臨めるのではないでしょうか。

2. 大学生とコミュニケーション

　OSCE の大きな特徴は模擬患者さんからの聞き取りにつ
いて評価されることだと思います。その際には、学生自身
のコミュニケーションの能力が求められるということです。
必要な情報を聞き出すこと、相手の話を受け止め、理解し
て、次の質問を投げかけること、安心感や信頼感を持って
もらうことなど、やることはたくさんあります。

　こう言われると「大変そう」という印象を持つと思うのですが、普段の生活の中でも意識せずにやっていることは多いと思います。たとえば、友達から相談をされた時、後輩からアドバイスを求められた時など、力になりたくて相手の話を聞こうと意識的に努力します。そして、思ったことやアドバイスなどを伝えます。普段から自然とできていることが多いので、過剰に心配する必要はないと思いますが、大学生は対人経験や社会性も限られていますので、学業だけではなく対人関係など、いろいろなことを経験して成長してもらえたらと思います。

　特に話し方、対応の仕方に癖が出ているように感じる方もいます。友人や家族に見てもらったり、録画して自分でチェックしてみるなど、客観的に自分を振り返ることも勉強になると思います。相手にどのような印象を与えているのかを知ることも、相手への伝え方を考えるうえで参考になるのではないでしょうか。

　そして、「患者さん＝具合が悪くて、困っているひとりの人間」として向かい合うということ、専門家として患者さんと会う前の前提として、まず「人に会う」ということを大切にしてもらえたらと思います。

3.　指導者からのコメントをどう受けとめるか

　何度も言いましたが、OSCE は試験ですので、指導者からの評価を受けることになります。また、模擬患者から医学生全体に向けた感想を聞くこともあるでしょう。その時の指摘をどう受け止めるかが、大切なのではないでしょうか。

　医学生全体に向けた話を、他人事として受け流すのか、自分のこととして受け止め、今後に生かすのかは、ひとさまざまだと思います。

　人を相手にしたコミュニケーションでは同じことは二度と起こりませんし、ある時はうまくいったことも、相手との会話の流れの中で相手が受ける印象が変わってしまい、思うようにいかなかったということが生じてきます。その場に応じた臨機応変さも必要になってくるでしょう。完全な正解もマニュアルもないですし、それを乗り越えていくのは経験の積み重ねになりますので、他の人への指摘も自分のこととして受け止めることによって、自分の技術にしてもらえればと思います。

　また、他の人とのやりとりについて人からコメントをもらう機会はなかなかないと思います。翌年は実習で患者さんと接する機会が出てくるので、それまでに指摘されたことを今後に生かしてもらえたらと思います。

　中には厳しい指摘を受ける方もいるかもしれませんが、コミュニケーションは経験を重ねれば変わっていきますので、過度に心配しないでもらえればと思います。

　指摘されたことを改善しようとしても、すぐにはうまくいかないこともあるのではないでしょうか。どうしてもうまくいかなくて悩ましい、ということでしたら、学生相談室に相談に行くのがよいかもしれません。すぐには解決しないかもしれませんが、今までの対人関係をゆっくり振り返ってみると、今後に生かせるものが見えてくるかもしれません。

諸江理映子

② 地域社会と模擬患者

　「地域社会」と呼ばれるフィールドには、あちらこちらに人が暮らしています。それぞれが大切な人生を持ち、さまざまな性格、モノの考え方、事情を持ちながら日々生活しています。

　中には悩みや困りごとを抱えている人もいます。そして、困りごとを抱える方々を支援するため、知識と技術、資質と専門性を持って人に寄り添い、しあわせを支える仕事が存在しています。医師の仕事もそのひとつです。

　これらの仕事に従事する人は、常にさまざまな立場の方々への対応力が求められています。しかしその対応力やコミュニケーション力は一朝一夕に培われるものではありません。いかに医師が素早く質問できても、患者との十分な信頼関係がなければ、そもそも正直に答えてくれている

とは限らないのです。

　私が社会福祉士の専門性を学んでいた大学生の頃、地域の生活実態調査に携わった経験があります。その土地の住民ではない見ず知らずの学生が、その土地の住民の生活の現状と課題を聞き取るという調査です。今思うととんでもない冒険的な行動でした。その状況を少しでも克服するために繰り返し読んだ一冊の書籍があります。それは、大牟羅良著『もの言わぬ農民』（岩波書店、1958 年）です。

　大牟羅さんは終戦からの復員後、自分が食うために衣料の行商人を始め、4 年間農村を回る日々を過ごしました。この中で彼は、行く先々の住民とコミュニケーションを取りながら農村の暮らしの様子や農民の考えを学びました。

　その後彼は健康雑誌の編集者に転身しました。そして、農民の生活と病気を農民が考え合える健康雑誌を目指し、その材料としていろり端で交わされるような農民の本当の生活を表した「くらしの声」を集めようとしました。しかし本音がなかなか出てこないことに悩みました。

　その過程で彼は、農民は決してものを言わぬ人、もの思わぬ人ではない。でも医療や保健の関係者に対して、何かしら言い出せない卑屈感、白眼視、圧迫感を持つことが言わせなくしている。つまり、優越感と劣等感、上と下の関係では本音は吐けない。相互の信頼関係が切れているとこ

ろではよそよそしい声しか出てこないということに気づい
たのです。

この大牟羅さんの気づきは、人と人のつながりや営みが
ある限り、21世紀の現在でも変わりません。私のふだん
の仕事にも大きく影響を与えてくれています。医学生のう
ちに、できるだけ多く「普通の社会人」に接し、初対面で
もすばやく信頼関係を生み出せる医師になることを願って
います。

また、信頼関係を築くためには、言葉遣いや聴く態度も
重要です。模擬面接の最中に、アルファベットの頭文字を
メモに書いて、インタビュー内容を必死で忘れまいとして
いる姿も見えています。緊張のせいか、手や唇が震えてい
るのも見えています。「もっとこういうことを尋ねてくれ
ればいいのになぁ」と思うこともしばしばありました。

若い世代の中で一般的になっている「座ってもらっても
いいでしょうか」、「おタバコのほう、お吸いになります
か」といった頼みごとの口語表現は、一見敬語を装ってい
ながら、実は言われた側にとっては、違和感があるもので
す。模擬患者に対する医療面接の中でも時折見受けられる
ものです。それぞれ、「お掛けください」、「おタバコは吸
われますか」でいいのではないでしょうか。

こうした不自然な口語表現は、チェーン展開するお店の

アルバイト従業員向けの「マニュアル」に原因があると言われています。チェーン店のマニュアルは、従業員の質の均一化、対応の素早さ、客の意思決定の促しを図ることが狙いであり、店員の言葉遣いや態度が全員同じであることを目指したマニュアルです。つまり人間を捨て、機械になることを求められた結果なのです。

　しかし、医療の場に現れる人々は、スタッフの機械的で均一な声がけよりも、人の個性に応じた対応を望んでいます。だから、マニュアルによって刷り込まれたような言葉遣いや態度を、心がこもっていないと感じ、違和感を抱くのだと思われます。場所、場合に応じたコミュニケーショ

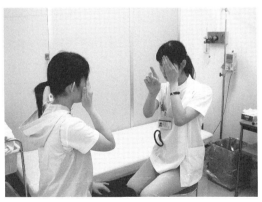

医学生が獲得しなければならない診療のスキルは、本当にいっぱいあります。ちょっとした時間も、診察法全般の練習に使います。

ンに敏感になってください。

　医学生は卒業後、威厳ある「先生」として活躍することになります。自分にそのつもりがなくても、一般の人は白衣や制服の前で威圧感を感じてしまう人もいます。

　また、一対一で向かい合う仕事なので、ご本人やご家族に「ありがとう」と言われることが多くあります。しかし、それがあたり前になってくると、無意識に気持ちが反り返り、「威厳」のオーラを発信することになりかねません。上下関係ではなく、同じ目の高さで、優越感と劣等感を抱かせないような言葉遣いや態度を心がけることが必要になります。

　模擬患者との医療面接は、講義や試験の時にだけ乗り越えられればいい、というものではありません。病いという症状だけを看ることではなく、人びとの暮らしを見ることや、地域社会とそこに暮らす人に関心を持つことが、医療従事者としての生き方のスタートになるのです。

　　　　　　　　　　　　　　　　　　　小柏博英

③

対等なコミュニケーションを

　実はお医者さんがあまり好きではありません。なるべくお世話にならなくて済むように健康には留意していますが、健康に自信があるわけでもありません。最近はステキなカフェがあったりと、病院の雰囲気も街中に近くなってきましたが、患者として「診てもらう」「治してもらう」という受け身の意識は変わらず私の中にあります。

　手話通訳という仕事について20数年が経ち、手話を使用する重度の聴覚障害者の受診に付き添うことがあります。聴覚障害者と同行する手話通訳者を見比べて理解度を確認しながら話すお医者さん、相手の反応はまったく構わずにパソコンを見ながら矢継ぎ早に話すお医者さんと対応はいろいろです。相手を尊重しようと思われるのでしょうが、気持ちの表し方はさまざまですね。

　情報の障害である聴覚障害者はお医者さんの言葉がすぐ
には理解できません。歴然とある情報の格差を手話と翻訳
技術で埋めていくのが手話通訳者の仕事です。医師と患者
では知識量に大きな格差があるのは事実で、対等なコミュ
ニケーションが成立しないのは致し方ないことだと思いま
す。

　手話通訳者には、対等なコミュニケーション環境を調整
する能力が求められます。情報量の格差は自ずと上下関係
を生み、「支配」や「依存」の関係を作りかねません。本

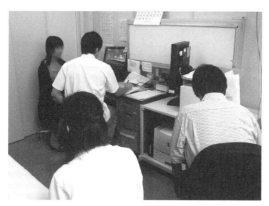

医学生は、模擬患者の訴えに傾聴しようとすればするほ
ど、距離感が保てなくなる場合もあるようです。医師に
近づいてもらって安心することもあるでしょうが、パー
ソナルスペースは個人差が大きいものです。対人距離を
どう取るべきかについて、医学生に悩んでもらうキッカ
ケになれば幸いです。

当に必要な支援をアセスメントし、聴覚に障害を持つ方の
エンパワメントを探ることが重要なのです。

　聴覚に障害を持つ方が胸に秘めている不安や困惑、焦燥
感、自分で問題を解決したいという気持ちや意図を、言語
だけでなく非言語的なメッセージからも汲み取り、気持ち
に共感し理解することが求められます。特に受診場面は命
に係わることであり、精神的動揺も推測しながら対処しな
ければなりません。

　医師と患者という立場で対等というのは難しいことで
しょう。ぜひ患者さん個人の主体性を尊重して、社会復帰
や自立を支えるためご自分の技術や知識を駆使してくださ
い。健康を回復するという目的の達成に向けて、良きパー
トナーとして共に歩み続ける姿勢を大切にしてもらいたい
と思っています。

森瀬裕美子

4

未来の医師に向けて

　初めて模擬患者を体験した時のドキドキ感は今でも忘れません。OSCE の時期になるといつも思い出します。そして、医学生の方たちも同じように緊張しているんだろうなと思って模擬面接に臨んでいます。

　初めて模擬患者として医療面接を受けた時、大筋ではシナリオ通りだったのですが、私のほうが緊張のあまり、笑ってしまうくらいの的外れな返答をしてしまいました。この時の医学生の方は雰囲気が和やかで、一緒に笑ってくれたことで救われた思いになりました。

　それ以降は、笑うような場面に遭遇していないことを少し寂しいと感じています。

　『人は見た目が9割』という本がありました。人の出会いの場で、第一印象はとても大事です。医療面接場面でも

医学生が自己紹介をしますが、この時の医学生の笑顔と話し方が、その後の患者の気持ちの持ちようを変えます。医学生が笑顔で穏やかに話し始めてくれると患者も少し安心します。実はお互いにとても緊張しているのですから。模擬患者は良い医療者を育てる役割の一助を担っていると信じています。ぜひ、患者が話しやすいようにするためには、医学生はどのような気配りをすればよいのかということを考えて欲しいものです。身だしなみはもちろんのこと、患者に対する声かけ、うなずきやアイコンタクトなど、コミュニケーションを取る時に気を配らなければならないことに

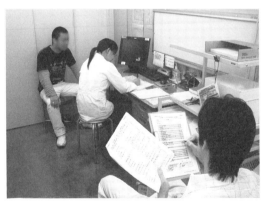

最近の診察室では、医師はパソコンに向き合っているかもしれません。医学生は紙にメモを取ることは許されます。しかし、そのために模擬患者と向かい合う時間が少なくなれば、模擬患者は厳しい評価を下します……。

ついて、普段から少し関心を持ってもらえるといいのかなと思います。

　模擬患者も話した内容が医学生に伝わったと思えたときは、嬉しくなります。いろいろな仕草で患者に伝えて欲しいと思います。模擬患者の訴えを医学生が丁寧に受け止めてくれて、しっかりと症状について話せたと感じられた時には「やった！」と思い、この医学生なら信頼できると思えてきます。

　将来、安心できる話しやすい雰囲気を作り出し、ゆっくりと患者の話を聴いてくれる医師になってもらうことを期待して、これからも模擬患者を続けていきたいと考えています。患者の話に耳を聴けられる未来の医師に頑張れ！とエールを送ります。

安久晴美

⑤

もしもシリーズ
もし患者さんが○○だったら

　テレビ番組で見たことがあるようなタイトルですみません。皆さんは、○○に何を入れますか？　そして、どんな人たちを想像しますか？　次から次へと思い浮かんでくるでしょうか？「恋人」だったら、「家族」だったら、「お金がなさそうな人」だったら、「とてもお金持ちそうな人」だったら、「弱弱しい人」だったら、「歯向かってきそうな人」だったら、「美人」だったら、「イケメン」だったら、「苦手なタイプの人」だったら、「強面」だったら、「とても病気を怖がってる人」だったら、「お話が上手な人」だったら、「コミュニケーションが苦手な人」だったら……。

　私は模擬患者を何度かさせていただきました。毎回、この学生さんは、私の演じている患者さんをどう捉えながら、

一人の患者さんの背景をどんなふうにイメージしながらやりとりをしているのかな？と常に思いながら演じてきました。面接をしているなかで、ちょっとした言葉遣いやしぐさ、問診に対する受け答えの仕方や内容などから、少しでも感じ取れたものを手掛かりにして、うまくやりとりの素材にしながら患者さんの言葉や思いを引き出してもらい、患者さんと対面してほしいなと思います。

　試験としての医療面接の時は気持ちの余裕もないでしょうし、イメージする必要もないかもしれません。しかし、実際に病院で診察を受ける時に、患者さんが初めて自分の症状や気持ちを訴える医療面接は、お互いにとても重要な

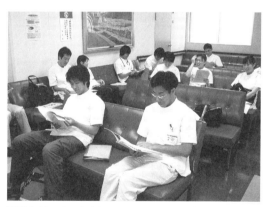

模擬患者はどんな病気なんだろうか？　診察室で最初にすることは何だっけ？　とドキドキしながら自分の順番を待つ医学生たち。

時間と場面です。患者さんは、自分のことを、とにかくわかってほしいと思います。それは病状だけではなく患者さんの人となりや背景もわかってもらいたいと思いながら、緊張感マックスの状態で、質問に答えたり訴えたりするのではないでしょうか。その時にお医者さんがその人となりを少しでも受け止めながら対応してくれると、ありがたいのではないかと思うのです。

　病気になるのは怖いです。まず話を聞いてくれる医師が丁寧に思いやりのある雰囲気で対応してくれたら、それだけで患者は病気が半分治ったような気にもなるものです。そんな関係ならば、きっと治療もうまくいくかもしれません。だから、医学生の皆さんには、これからいろいろな患者さんをイメージしながら「もし患者さんが○○だったら、自分はどうするかな？」と、その場面を考えられる、想像力が豊かな人になっていただきたいと思います。

河合君江

6

全人的な視点でとらえる
700円分のストレス

　医師は患者さんと信頼関係を築くことが必要だ、と言われます。しかし、混みあう病院で面接にかけられる時間は限られており、患者さんは調子を崩して正常な思考力を失っていることもままあり、次に会えるかどうかもわからないという、一期一会の非常に責任の重い仕事だなあ、とよく思います。人間的に鍛えられた医師の理想像について、指導する立場の医師が「午前2時の救急で酔っ払いと高笑いできる医師」になれたらすごいものだ、という話題が出ましたが、どうすればなれるのでしょうか。私も普段はソーシャルワーカーとして仕事をしていますが、ここでは模擬患者という立場から意見を述べてみます。

　患者さんには、人生を積み重ねてきた喜びと痛みがあり、それに加えて、思いもよらない病を得たことによる今後の

不安や希望を抱いています。あなたの前の患者さんの背後には、それらの経験と感情が広がっています。患者さんは、目に見えないそれらの延長線上の一点として、その時そこに在る、ということです。本人と本人に付随するたくさんの事柄が相互に関連しあっている存在が、今は患者という立場であなたの前に在る。こういう全人的な視点が必要だと考えます。

　「夜中に酔っ払いの相手なんて面倒だなあ」という自分の価値観を抑え、「酩酊する結果に至った患者さんの困りごとを聞く」という構えを示すのです。患者さんの表面的な言動に必要以上に惑わされず、客観的事実を踏まえつつも、見えにくい背景や思いに対して敬意を払い、思いやる。「冷静な感情移入」といってもいいかもしれません。信頼関係は、そういう質の高い関わりを通じて、結果的に患者さんの中に醸成されていくものです。「それは大変でしたね」と、患者さんを本当に気の毒に思うため息とともに自然に漏れてくる言葉であるべきです……と偉そうなことを書くソーシャルワーカーの私生活を、認知行動療法っぽく記述してみましょう。

　【状況】 模擬患者を演じた後、某大学病院で駐車券を紛失。

無料券を入れても駐車料金は 700 円。

諦めて 700 円を支払い、ゲートを出たところで駐車券を発見！

【感情】呆然 60%　怒り 5%　劣等感 10%　恥 25%

【自動思考】いつも慌てていて確認をしない、だからこうなってしまう。

食事一回分を無駄にしてしまった。もったいない。

バカバカ俺のバカ！これでは大人として恥ずかしい。失格だ。

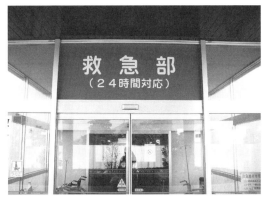

模擬患者と向き合う医療面接は、休診日で使用していない本物の病院の外来診察室で行います。休診日とはいえ救急部は通常の診療体制です。救急車のサイレンの音がどんどん大きくなり突然静かに、そしてざわめきが聞こえてくる……。命を救う現場の雰囲気がそのまま教育の場となります。

【反論】とりあえず誰も通らなくてよかった。

　　　　誰にも迷惑はかけてない。インターホンで係の人に
　　　　は絡んだけど。

【行動】はい、終わりー（と声に出す）。

　　　　カフェインレスのコーヒーを買いに行く。

　くだらない例ではありますが、こうやって「700円損し
た！」とうろたえて騒ぐ人間と、精神障害者の生活支援を
仕事にして医学生に意見している人間は同一人物です。一
人前の医師は、このように、あたかも二人いるようにかけ
離れた存在を頭の中で結びつけ、短い時間で端的に質問を
し、それに対する答えの行間を適切に読み取って診療を続
けていく。だから「午前2時の救急で酔っ払いと高笑いで
きる」のだと考えます。

　最後にお願いです。どうか病気と生活の両方を診られる
お医者さんになってください。統合失調症の患者の家族に、
「症状が悪いままでも、短期間で退院させます」と、さわ
やかに言い切る精神科の医師がいます。病院・医療の論理
なのでしょう。しかし、その医師が統合失調症の病状が悪
化している患者さんの家族を思いやっていれば、そうした
言い方はしないはずです。病院や医療の論理だけで患者と
家族に向き合う医師ではなく、「午前2時の救急で酔っ払

いと高笑いできる一人前」の医師を目指し続けてください。

　　　　　　　　　　　　　樽本博吏

資料 5 「モニター」から見た医療面接

　医療面接をはじめとした OSCE（オスキー）と呼ばれる医学生の実技試験は、基本的には各大学の医学部が責任を持って計画し実施します。しかし、内輪で行うということで、医学生にも教員にも甘えが生じるかもしれません。そこで、他の大学の医学部で医学教育に携わる教員が「お目付け役」として、計画通り実技試験が誠実に実施されているかどうかをスーパーバイズしてもらいます。このお目付け役を「モニター」と呼んでいます。

　この記録は、OSCE が終了した後に、遠方から来て下さったモニターの先生が模擬患者と対話してみたいという申し出があり、そこで話し合われた内容の記録です。常に試行錯誤を繰り返し、よりよいものにするために工夫を重ねている様子がわかると思います。

　●模擬患者は事前に医学生がチェックされる項目を確認していたか
　シナリオで、アンダーラインや太字になっているところは、医学生の評価につながるところなので、模擬患者はシナリオを読む際に医学生がどこでチェックされるかについて、少し知っておいてもらった方がよいとのことでした。

　●模擬患者の配置と適正数について
　一日 16 人、各診察室を 4 人でまわすのがよいのか、午前と午後に分け、模擬患者の午前組と午後組とするのがよいのか、悩ましいところです。

　●医学生がどんどん先走って質問し始めたことについて

　一所懸命に聞こうとするあまり「いつから？どんな？自分ではどう思いますか？」と矢継ぎ早やに問いただした医学生がいたようですが、模擬患者の方が冷静に対処してくれたのが印象的だったとのことです。

●診察室の配置に関して
　4診察室で3つの想定シナリオでしたから、隣り同士が違う想定だとよいと思われたそうです。隣り同士が同じだと、バックルームを通じて微妙に問診と回答の声が聞こえてきたようです。

●模擬患者のキャリアについて
　まったく初めて模擬患者をする方の良いところ、気になるところ、もう何年にもわたって模擬患者をしてきた方の良いところ、気になるところを整理し、今後に活かしてみては、とのことです。固いのもどうか（福井にはこのタイプはいませんが）、慣れ過ぎもどうか、準備段階から考えてみたいものです。模擬患者の「個性」のバラツキを気にされていました。
　もっとも、標準化されたテストとして考えれば模擬患者は「人形」でなければダメでしょうが、模擬患者だからこその生々しいやり取りは、人間だからこそですし、これこそが重要と思われます。

●本来ならばやはり実施直後の模擬患者からのふり返りを医学生に伝えたい
　共通の試験となってから、なくなってしまい残念ですねと意気投合。

以下は模擬患者側からのコメント

●シナリオにないことを聞かれた

　医療面接を終えた直後には、模擬患者からもひとこと感想を聞いておくことが大切と思われました。「（想定にない）誕生日を聞かれ、びっくりした」と言ってもらえたので、他の模擬患者にも対処することが可能でした。

●午前と午後の違い

　午後になると、模擬患者にはゆとりが生まれ、医学生を見る目が少し厳しくなる（または、優しくもなる）、という感想がありました。　一所懸命に聞こうとするあまり「いつから？どんな？自分ではどう思いますか？」と矢継ぎ早やに問いただした医学生がいたようですが、模擬患者の方が冷静に対処してくれたのが印象的だったとのことです。

⑦

わたしがなぜ、模擬患者を続けているのかという話

　年の瀬が迫ってくると、恒例の模擬患者の季節がやってきます。まず、常連さんからご都合を聞いていくのですが、「はい、いいですよ」とふたつ返事で引き受けてくれる方もいれば、「いつも私ばっかりやって申し訳ない。だから、他のひとにも声をかけてあげてください」と言う方もいます。でも、不思議なことに、二度とやりたくはないですと言う方は、これまでひとりとしていません。「模擬患者」をすることは緊張すると言いつつも、参加したひとに何かしらの魅力を感じさせるものが、「模擬患者」にはあるのだろうと思うのです。

　ところで、わたし自身の模擬患者としてのキャリアは、平成15年から始まりました。以来、10年ほどは実際に模擬患者役として参加し、ここ3、4年は全体のコーディ

ネーターとしての立ち位置で関わっています。今回は、この両方の立ち位置を通じて感じたり、考えたりしたことを述べさせてもらいます。

　正直言って、模擬患者は面白いと思います。そう書くと、医療面接の試験を受ける側である学生さんたちには、何かしら複雑な思いがあるかもしれませんが、実際、冒頭でも書いたとおり、わたし以外の模擬患者体験者は、共通してそう感じているようです。

　では、何が面白いのでしょうか。いくつか思いつくまま挙げてみます。

　一つめ。「患者」を演じることの面白さがあるでしょう。全国的にみると、たいていの模擬患者さんたちは、一般のひとたち、つまり対人援助の専門職などには就いていないひとたちがボランティアでしていることが多いと聞きます。しかし、福井の場合は、大半が対人援助の専門職にあるひとたちです。かくいうわたしも、社会福祉士、精神保健福祉士として相談業務等に携わっています。おそらく、こうした立場にあるからではないかと思うですが、シナリオ付きとはいえ、利用者さん側の体験をするということは、自分の仕事を逆サイドから見てみるような、そんな感じがして、それが面白いのだと思うのです。

　二つめ。医療面接の場のように、どの専門職にも対象者

との対面でのコミュニケーションの機会はあります。だから、大げさでも何でもなく、医療面接で模擬患者役をやるということは、実は「他人事」ではないことにかかわっていると思っています。実際にわたしは、医師役の学生さんと患者役のわたしのあいだに、やりとりの「糸」というか、呼吸というか、そういうことを感じるときもあり、そういう意味で、試験中の皆さんには申し訳ありませんが、コミュニケーションを学ぶ場でもあるのです。

　三つめ。これはわたし自身の片思いなのですが、常々わ

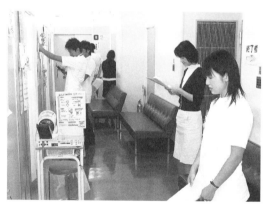

医療面接は実技試験として厳格に行われます。右から2人目の事務スタッフが秒単位で時計を確認し号令がかけられ、医学生は診察室への入室が許可されます。医学生が立っていた場所で、今度は模擬患者がスタンバイします。医学生の準備が整うと、「〇〇さん、お入り下さい」と模擬患者に呼びかけがあり、医療面接が始まります。

たしは、もっとお医者さんたちと仕事の中で絡みたいと
思っているのです。しかし、これがなかなか難しく、お医
者さんと会議で同席すること自体、滅多にありません。そ
の理由はさておき、せめてわたしは、模擬患者という立場
でその思いの一部でも達することができればと思っている
のです。もちろん、学生さんたちとは、その場限りの出会
いでしかないのですが、それでもお医者さんたちと何かを
いっしょに取り組んでいく経験は、これからの先の何かに
つながるような気がしています。

　四つめ。単純にお医者さんの卵である学生さんたちも、

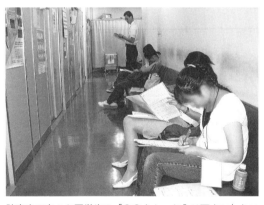

診察室の中から医学生の「○○さん、お入り下さい」とい
う招き入れを待っている模擬患者です。医学生の問診にど
う答えるべきかの最終チェックで緊張感が漂います。尋ね
られたこと以外について、模擬患者が率先して話すのは変
ですから、言っていいこと・ダメなことを確認しています。

そしてわたしや他の模擬患者を務めてくれているひとたち
も、立場や経験年数を横においてみれば、みな、ひとにか
かわることを大切にしている同志だと思っていますので、
この機会を通して育ち合いたいと思っているのです。そし
て、もっと踏み込んでいいますと、学生さんたちとのやり
とりがもう少し柔軟にできるのであれば、大事なことを先
輩として伝えたり、共有したりしていきたいと思ってもい
るのですが、いかんせん OSCE は試験なので、こういう
色気を出すことはご法度でしょうから、この点は本当に残
念だと思っています。

　以上が、わたしが感じている模擬患者の面白さです。で
も、十数年の経験だけでは、まだまだ味わい尽くしたとは
思えませんし、まだまだ学生の皆さんとあそべる余地はあ
ると思っていますので、どうか、お付き合いをしてもらえ
るとありがたいです。

　　　　　　　　　　　　　　　　　　　　藤田正一

8

雰囲気から入る診察室

　診察室の雰囲気はどうでしょうか。

　部屋を満たしている空気に色をつけるとするならば、どんな色の空気であれば、患者さんの口から溢れる言葉をたどることができるでしょうか。口からあふれる言葉はどんな呼吸のもとで音声になっているでしょうか。言葉以前のものに耳を澄まして、呼吸の息吹を感じるならば、患者の状態を理解する助けとなることでしょう。

　患者さんは机の上ではなく、医者の目の前に座ります。患者さんは自分の身体に不安を持った状態で来院するので、医者を頼りにしています。何かをしてもらう以前に、お医者さんに認識してもらえたと思えると、その時点で不安が和らぎます。ですから、視線は机ではなく患者の顔を見ていただきたいです。

　患者さんは自分のことで頭の中や感情を満たした状態で、ドクターに言葉をかけることが多いです。したがって、医者の役割をわかったうえで、診察時に言葉を紡いでいるわけではありません。とりあえず、自分の不安や自覚症状を言葉にしたい気持ちが強いのです。ですから、お医者さんに「病気」の診断をしてもらうだけでなく、自分の主訴を受けとめるべき役割のかたが、お医者さんなのか、それともソーシャルワーカーなのか、セラピストのような人なのかを見極める必要も生じています。病気ではない用件なの

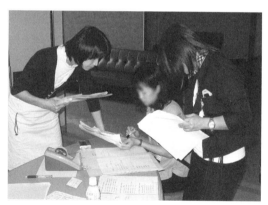

医学生が模擬患者を相手に医療面接を行っている真っ最中、舞台裏もとても大忙しです。医学部の事務スタッフは医学生と模擬患者の組み合わせが間違っていないか、評価シートに記入漏れはないかといったことを確認しています。本当に大勢のスタッフが力を合わせて医療面接の学生教育は成り立っています。

に、お医者さんに治療を求めてきたような場合は、お医者さんがその役割を必要以上に引き受けようとすると分担にズレが生じてしまうことになります。この点を踏まえたうえで、患者さんの訴えに耳を傾けていただけるとありがたいです。

　言葉を言った言わないではなく、相手に届いたか届かないかの視点で会話を扱ってもらえると、この医療面接実習での会話が特別なものではなく、将来のキャリアにも自然に生かされるものになると思います。

泰円澄一法

資料6　THE 1st PACIFIC-RIM CONFERENCE ON EDUCATION 発表抄録

2006年10月、北海道教育大学で開催された THE 1st PACIFIC-RIM CONFERENCE ON EDUCATION　にて口頭発表した際の抄録です。大会テーマは、Emergent Issues and Challenges in Education でしたが、同様の実践を行う米国の大学関係者と意見交換をしました。

Medical interview training contributes stud ents to training human communication skil ls of the Care.

Yasuhiro Ujiie , Hidekazu Terasawa et al.

We have medical interview training programs as part of the pre-graduate course. Though it is Objective Structured Clinical Examination (OSCE), we find other aspects are worthy of note , what is regular medical training courses, but its programs make non-medical students (Simulated Patient [SP]) human communication skills of the Care. The important point to note is that SP members (their major is not Medicine, but for example, Special education, Clinical psychology, Social welfare, and so on.) want to be special support teachers for handicapped children, school counselors, human social care workers and community coordinators.

 According to Educational psychology, this sort of interaction in training settings can produce professionals each other. Because of "tacit knowledge" are activated by those settings. From this viewpoint one may say that many others can participate in medical education, especially students from other fields. Hence a cross-disciplinary, applied approach to human communication skills of the Care and opens up a new dimension of .

 In our programs the main stress falls on ;
1) Professional Development image models for human care specialists. (e.g. medical doctor , teacher for handicapped children , social care worker , and community coordinators , etc.)
2) A citizens movement on professional education.

3) How to activate "tacit knowledge".

すべての皆様、お大事に！
―あとがきに代えて―

　本書を出版したいと思い至ったのは、この星に住むどれほどの人々が「模擬患者」をご存じであろうか？という問いがキッカケでした。未来のお医者さんが、少しでも患者の立場に立ってくれることを信じて、今、まさに勉学に励む医学生に対して、自らの休日を返上して病気に苦しむ人を演じる人が模擬患者です。1年に1回、病を抱える人を演じるために、指定されたシナリオをこっそりと暗記し、必要以上に個性を出さないように気をつかい、しかし、ロボットではないので豊かな感情も期待され、なによりも模擬患者になるためにこそ、インフルエンザに罹患したりうっかり怪我をしてもいけないという007さながらの過酷なミッションをたんたんとこなしている人々なのです。

　しかし、こうまでして普通に街に暮らす人々が、医学生

のために身も心も模擬患者として捧げているという一方で、医学生の日常を描いた本の中には、この貴重な体験を小馬鹿にしたように思われる記述が見られたりするのです。

「模擬患者実習……模擬患者とはその名のとおり、実際は病気ではない架空の患者のこと……医師役の学生が面接をしているあいだは、まさに衆人環視……〈この大学の実習として模擬患者と向き合う〉面接中の九分間はすべてDVD撮影されており……撮りたてホヤホヤの映像を見ながら、〈医学生である〉班員と先生が一人ずつ感想やコメントを述べていきます。その状況はまさに公開処刑、人呼んでザ・羞恥プレイです。……」(『東大医学部 医者はこうして作られる』、安川佳美、中央公論新社、2012年、84ページ。なお、〈 〉で補った言葉は私が加筆しました)。

きっとこの大学では、医学生に対して模擬患者に敬意を払うような教育は行われてはいないのでしょう。だからこれを執筆した、かつての医学生も、模擬患者という存在について礼儀もなにもないのだと思うことにしました。そしておそらくそんな医学部での医師養成は、本物の患者に対しての敬意や礼儀もないのではないかと想像しました。

現実的なこととして、医師以外、医学部関係者以外の者が、医師養成に関わるということは、想像以上に抵抗があることだと思います。そこで、将来はお医者さんになる

人々に、ちょっとした言動で患者は救われたりガックリきたりするということを、医学部の外にいる者が伝えなければならないという使命感を持って、心と体調を整えて、言葉ひとつを選んで、模擬患者に挑んでいる世に生活する普通の人々がいるということを知ってもらいたいと考えたのです。

　というわけで、この本の主たる読者として想定した人々は医学生です。次にぜひ読んでもらいたいと想定した人々は、もう何度も模擬患者をやっているという人であり、いつの日にか模擬患者をやってみたいという人々であり、そうした人々への「心づもり」のテキストとしての意味あいも考えました。

　また、本書は主として福井大学医学部医学科の模擬患者の声と模擬患者のサポーターたちの声を集めましたが、まったく違う大学の医学部で模擬患者に関わりを持つ方々からも声を寄せてもらいました。模擬患者にまつわる思いは、普遍であると思ったからです。さらに、すでに現役の医師の方で、直接的には模擬患者との関わりがないという人にも、少しは参考になるのではないかと思いました。患者の本音として、なんらかの知見をお届けできるのではないかと考えています。

　そして、ご本人やご家族が今、病気や怪我にさいなまさ

れている人々で医師に言いたい一言があったのだけれども、言うには言えない思いを抱えていたという人にも、ほんの少し、治療とは違った、なんらかの癒しの効果があるのではないかとの願いを込めました（「そうだそうだ、よくぞ言ってくれた」という思いです。ただ癒しの効果が本当にあるのかどうかのエビデンスの検証はしていませんが）。

　もちろん、この本が模擬患者のすべてを言い尽くしているわけではありません。この本をご一読のうえ、本書の編者である寺沢や林と議論をしてもらえるのであれば、より良い時間が過ごせることでしょう。しかし、不摂生を重ねて本物の患者になってしまい、診察室の中の限られた時間でこの本に関する意見交換などをすると、体調が悪化するばかりです。やはり健康を維持しつつ心と身体に少し余裕を持ちながら、模擬患者になっていただいたうえで、より望ましい医師養成についての議論ができればと考えます。

　本書のような手間のかかる編集に力を尽くしてくださったナカニシヤ出版の編集統括・宍倉由高さんと吉田千恵さんには、心から感謝の言葉を贈りたいと思っております。

　本書をもとに模擬患者について語りながら、「医師を育てる」、「病気や怪我を抱えた場合のコミュニケーションを育てる」、そして、「健康がより高められ、病気や障害を気にしないコミュニティを育てる」といったことへの思いが

高められることを願っています。

2020 年 4 月 1 日
編者らを代表して　氏家靖浩

【執筆者一覧】（執筆順）

氏家 靖浩：編者

林　　寛之：編者

寺沢 秀一：編者

岡田 宏基（おかだ・ひろき）
　　香川大学医学部 医学教育学講座 教授／医師

瀧波 慶和（たきなみ・よしかず）
　　福井厚生病院 救急集中治療／医師

前川 伸晃（まえがわ・のぶあき）
　　福井大学 学生総合相談室 カウンセラー／大学カウンセラー・臨床心理士

諸江 理映子（もろえ・りえこ）
　　福井大学 学生総合相談室 カウンセラー／臨床心理士

小柏 博英（おがしわ・ひろひで）
　　社会福祉法人 福井市社会福祉協議会／社会福祉士

森瀬 裕美子（もりせ・ゆみこ）
　　手話通訳士

安久 晴美（あんきゅう・はるみ）
　　女性相談員

河合 君江（かわい・きみえ）
　　北陸学園 教育相談室／学校心理士・特別支援教育士

樽本 博吏（たるもと・ひろし）
　　精神保健福祉士・社会福祉士・ケアマネジャー

藤田 正一（ふじた・しょういち）
　　臨床ネットワーク代表

泰円澄 一法（たいえんちょう・かずのり）
　　二葉保育園 園長・長慶寺 住職

【編者紹介】

寺沢 秀一（てらさわ・ひでかず）
　福井大学医学部 地域医療推進講座 名誉教授／医師

林　寛之（はやし・ひろゆき）
　福井大学医学部 附属病院 救急総合診療部 教授／医師

氏家 靖浩（うじいえ・やすひろ）
　仙台大学 健康福祉学科 教授／公認心理師・学校心理士

模擬患者とつくる医療面接
—話せる医療スタッフをめざして—

2020 年 11 月 15 日　初版第 1 刷発行　（定価はカバーに表示してあります）

　　　　　　　　編　者　寺沢秀一
　　　　　　　　　　　　林　寛之
　　　　　　　　　　　　氏家靖浩
　　　　　　　　発行者　中西　良
　　　　　　　　発行所　株式会社ナカニシヤ出版
　　　　　　☎606-8161　京都市左京区一乗寺木ノ本町 15 番地
　　　　　　　　　　　　　　Telephone 075-723-0111
　　　　　　　　　　　　　　Facsimile 075-723-0095
　　　　　　　　　　　Website　http://www.nakanishiya.co.jp/

How to be a good doctor: Medical interviews made with Simulated patients
装幀＝白沢　正／印刷・製本＝ファインワークス
Copyright © 2020 by H. Terasawa, H. Hayashi, & Y. Ujiie
Printed in Japan
ISBN978-4-7795-1224-7 C0047